JN221967

超少子・超高齢社会の日本が未来を開く

医療と宗教のパラダイムシフト

長谷川敏彦／鎌田東二

集英社

まえがき――「異聞ミロク伝」

本書は大上段のタイトルを持つ。『超少子・超高齢社会の日本が未来を開く』。たしかに、大上段で、大きなスローガンのようなタイトルである。

が、それは、それだけのポテンシャルパワーが日本社会にあるという確信的認識と未来を切り拓（ひら）いていく創造営為に対する期待と祈りとエールを込めたタイトリングでもある。

私は主に神道を始めとする日本の宗教文化を比較宗教学や比較文明学的観点を交えて六十年にわたって関心を持ちつづけ、いくらか研究もしてきた者で、本書の第二章で話したように、否応なく子どものころから老人に関心を持ってきた。祖父母と三人で暮らした数年間は今の私にはかけがえのない財産になっていると思える。彼らが私に伝えてくれたメッセージを活かす道、それを一九八八年に書いた『翁童論――子どもと老人の精神誌』（新曜社）として世に問い、少しばかり評判にもなった。そこで、子どもと老人との協働・共創関係について、いろいろな角度から論じ、老幼施設（保育園・幼稚園と老人ホームなどとの複合施設）の必要性についても述べた。それを皮切りに、『老いと死のフォークロア――翁童論Ⅱ』（新曜社、一九九〇年）、『エッジの思想――翁童論Ⅲ』『翁童のコスモロジー――翁童論Ⅳ』（新曜社、二〇〇〇年）と題して、子どもと老人の問題の相関性・相互性を問いつづけてきた。

私にとって、本書は、そうした「翁童論」の問いの延長線上に生まれてきた必然の対談集である。


第一部の冒頭で話し合っているように、私たちは一九七〇年五月に出会った。当時、長谷川敏彦さんは大阪大学医学部の四回生で、私は「ロックンロール神話考」と題するアングラミュージカルを作・演出上演している フーテン演劇青年であった。

そんな私の奇想天外な試みを長谷川さんは「おもろい！」と思ってくれたようだ。それがきっかけになって、急速に親しくなり、親交を重ねて五十五年。不思議な縁で本書が仕上がった。

大阪大学医学部を卒業したあと、長谷川さんが米国に渡ってからのレジデントとしての五年間の修業生活や一九八〇年からのハーバード大学での大学院・聴講生生活は、目を見張るようなスペクタクルな出会いと高揚に満ちている。そして、そのことが長谷川さんのその後の医務官僚としての役人・研究者生活の基盤となっていることもきわめて貴重な時代の証言であり、記録である。

そのような長谷川敏彦という壮大な遍歴者を生み出した基（もとい）は、祖父・父・子にわたる長谷川家三代の医業の継承と発展にあると思う。三重県出身の祖父長谷川卯三郎（うさぶろう）氏（一八九〇

―一九六九）は先駆者的な医者であり、医学・医療研究者の医学博士だった。父長谷川茂太氏（一九一五―九六）も大阪市立大学医学部助教授や大阪市立大学桃山市民病院院長や城北市立病院院長を務めた大変人望のある優れた医者であった。

こうして、三代つづいての「医学博士」となる長谷川敏彦さんは、大阪府立天王寺高校時代の文芸部同人誌『葦人』にユニークな才能の片鱗を現わしている。「OKIHI HSOT AHAGESAH 作」（「長谷川敏彦」のローマ字逆さ読み）として発表した短編小説「Maitreya 弥勒」がそれである。

実際の Maitreya、すなわち弥勒菩薩は、五十六億七千万年後に兜率天からこの世に現われて二百八十二億人の衆生済度すると信ぜられ予告されていた人類希望の星の未来仏である。

一九六五年、高校一年生の文芸部員の一員長谷川少年が描く弥勒再臨小説は、核戦争後の高層建築群の向こうの荒野となり果てた「果林園」に再来し、そこで「一人の男」と出会い問答する。この小説はこの世に再来した弥勒仏とこの世のたった一人の住民の「一人の男」との問答である。だが、救済力を発揮しようにも男とのコミュニケーションは成り立たず、男は弥勒仏が何を問いかけても「解りません」というのみ。弥勒仏はあなたは何を求めているのか？　快楽を、真理（科学）を、美を、永遠の生命を、本当の愛を、絶対の救いを、普遍を求めているのかと問いかけるがことごとく否定される。

問題は、ここには「絶対の救い」はない、成立しない、という仏教や宗教による救いの不可能性の認識があることだ。

長谷川敏彦の探究は、この弥勒の救いの不可能性の認識から始まっている。私はそこに時代精神の刻印と長谷川氏の個性とのダイナミックな緊張関係を見る。そしてそれがその後の長谷川敏彦の好奇心の無限定の増殖と探究にストレートにつながっていると思う。

小説「Maitreya 弥勒」が告げた「新しい物語」を、その後六十年もの間長谷川敏彦は求めつづけた。その軌跡が長谷川敏彦の医者としての、医療人類学者としての、公衆衛生学者としての、メタメディカ的未来医療探究者としての人生であり道であった。

最後に、私自身の宗教研究者としての思いを記したい。長谷川敏彦の「弥勒の道」は今なおつづき終わることはないが、私たちが互いの思いと経験をぶつけ合った本書が出版されるこの「令和六年（二〇二四）」は、「ミロクど真ん中年」であるということ。神道系新宗教教団「大本」の教祖であった出口王仁三郎（おにさぶろう）は、ミロクを「五六七」と記し、特に五、六、七の年を「ミロク」年として大きな変化が起こると注視した。「昭和六年」は「西暦一九三一年」に当たり、出口王仁三郎はそれを「いくさのはじめ」と読んで警鐘を鳴らした（詳しくは、拙著『予言と言霊　出口王仁三郎と田中智学――大正十年の言語革命と世直し運動』平凡社、二〇二四年）。

私たちはこの「ミロクど真ん中」年に、『超少子・超高齢社会の日本が未来を開く――

医療と宗教のパラダイムシフト』と題する本をこれまでの経験と祈りを込めて世に問う。

それは、長谷川敏彦と鎌田東二がつむぐ「新ミロク」物語である。

ぜひ本書を最後まで読み通していただきたい。一九七〇年からの五十五年間の「異聞ミロク」の道行きを。おもろく、奇想天外なその道を。

鎌田東二拝

二〇二四年八月九日

目次

第三部

装幀　松田行正＋杉本聖士

超少子・超高齢社会の日本が未来を開く——医療と宗教のパラダイムシフト

第一部

出会いは心斎橋のロック・ミュージカル

鎌田　私が長谷川敏彦という人に初めて会ったのは一九七〇年の六月です。これまで私は、何人かの天才的な人物に出会ってきましたが、おそらく最初に出会った天才が長谷川さんだと思います。

何が天才かというのは、いろいろな角度から言えるのですが、ここで私が言う「天才」というのは、とにかく曼荼羅(まんだら)的に幅が広いということ。普通の人は、三つか四つのチャネルが精いっぱいで、それ以上は興味がないとか理解ができないということになる。ところが天才の人たちは、ウィンドーが四方八方にバンバン開いている。長谷川さんは、はっきりいって好奇心の留(とど)めを知らないでしょう。

長谷川　古代史や江戸文化など、最近特にまた広がっている（笑）。もはや、ヒンドゥー教でいえば林住期を終えて遊行期の真っただ中。好奇心駆動型人生の完成へ！

鎌田　まったく〜！　呆(あき)れてしまいますよ（笑）。今回の対談では、長谷川さんの多様な関心領域の中から〝パブリックヘルス（公衆衛生、公共健康）〟や〝医療人類学〟という学問が持っている問題領域の大きさ・広がり・深さ・重要性を明確にして、これからの人類のヴィジョン、特に今後の超少子・超高齢社会の中での生き方と社会構成の在り方のヒントになるものを長谷川さんに打ち出してもらえればと思っています。

その話へ行く前にまず、一九七〇年の夏、大阪で長谷川さんと初めて出会ったことから話を始めたい。そのとき、長谷川さんは、阪大（大阪大学）医学部の四回生？

長谷川　四回生の暑い夏でした。心斎橋を何気に歩いていたら、一階がスペイン料理屋かなにかで、その二階で「日本神話考」とかいう変なロック・ミュージカルをやってるという看板を見つけました。持ち前の好奇心で二階に……。

鎌田　正しくは、「ロックンロール神話考」[★1]。実は先日、そこら辺りを歩いたんですよ。一階がエル・マタドールというスペイン料理のお店。

長谷川　ああ、そうでしたか。まだありましたか。

鎌田　いや、もうない。五十年ほど前の当時、その店の二階を借りて、そこを劇場にしていたんですよ。

★1――巻末の「ロックンロール神話考Ⅱ 2024」を参照。

長谷川　ええ。二階に上がったら、やっぱり長髪の変な人たちがヒッピーのような格好でミュージカルをやっている。なんだか吸い寄せられるようにかぶりつきで観てみたら、迫力でした。中身は詳しく覚えてないけど、とてもダイナミックで面白かった。たちまち友達になったんですよね。

鎌田　そうそう。

長谷川　それで、一、二回しか会っていないのに、「うちに遊びに来ませんか」と誘って、鎌田さんの彼女（現在の配偶者）と一緒にぼくの部屋に泊まってもらった。

そのときは全然知らなかったけれど、お二人は実は駆け落ちだったんですよね。

鎌田　そう。長谷川さんのアパートが逃亡先だった（笑）。

長谷川　当時は、ヒッピー運動の一環としてロック・フェスティバルみたいなのが流行（はや）っていたじゃないですか。サンフランシスコヒッピー運動の頂点、一九六七年夏のサマー・オブ・ラブ[★2]みたいに。

鎌田　ウッドストック[★3]とかね。

長谷川　はい、鎌田さんと出会った一年前の一九六九年の夏、東海岸

★2――一九六七年夏、米国サンフランシスコのヘイト・アシュベリーを起点に、全米各地からヨーロッパで起こったヒッピー・ムーブメント。その中核には音楽フェスティバルがあり、モントレー・インターナショナル・ポップ・フェスティバルには、ジャニス・ジョプリン、ザ・フー、ジミ・ヘンドリックスなどのアーティストが出演し、大規模野外フェスティバルの先駆けとなった。

★3――一九六九年八月十五日～十七日、米国ニューヨーク州郊外ベセルの丘で開催された野外ロック・フェスティバル。「平和と音楽の三日間」という名目で四十万人を超える人々が集まった。ザ・フー、ジミ・ヘンドリックス、スライ&ザ・ファミリー・ストーン、ジェファーソン・エアプレインなどが出演。

でこれまでの既成の価値観に対抗して、四十万人が集まったカウンターカルチャーの大集会でしたね。ぼくたちもそれをまねようと、東大阪の辺りの小学校の講堂を借りて音楽フェスティバルを開いたんです。「ロックンロール神話考」の音楽監督であり、ドラマーでもあった音楽家の戸田遊君[★4]に演奏してもらった。すごく素直な感じの、とても良い音楽センスの人でした。あとで福生(ふっさ)方面に移住したと聞いたけど、亡くなったんですよね。

鎌田　そう。私も戸田遊に誘われて行きましたよ。

長谷川　ただ、ウッドストックと違って、数十人しか集まらなかったけどね。

鎌田　それは寂し過ぎるね。ウッドも、ストックも、ない！

長谷川　そこでがんがん酒を飲んだりしたので、後で小学校から苦情が出たりもした。

鎌田　それ、一九七〇年の何月ですか？

長谷川　鎌田さんのロック・ミュージカルのすぐ後ぐらいですよ。

鎌田　じゃあ、七月か八月ですね。

一九七〇年には、全共闘運動は完全に下火になっていました。六

★4――とだ ゆう。一九五〇年、愛媛県西条市に長男として生まれる。父母ともに教師。一九七〇年一月、鎌田と出会い、意気投合。劇団に引き込まれ、作曲と音楽監督を担当。武蔵工業大学建築学科に進学するも中退。ドラマーの道に進み、中川五郎とヴァギナ・ファック、アケトなどのドラム担当。松山でもつなべ屋「てんじん」を営むが、肺がんで五十歳になる前に死去。

八年、六九年でほぼ終わって、バリケードも解体され、警察に逮捕された運動家もたくさんいて、いろんな人がトラウマを抱えたり、うつになったり、精神的におかしくなった。これからどういう方向へ進んでいったらいいのかという大きな衝動がうねっていた時代です。

長谷川　運動は終わったけれども、内ゲバというネガティブな側面だけが続いていた。

鎌田　その内ゲバが、赤軍派の七二年の浅間山荘事件につながっていくわけですね。

長谷川　当時の学生運動が医学部から始まったのはご存じでしょう？ぼく自身も、ご多分に漏れずノンセクト・ラジカルとして全共闘運動のきわめて小さな一角を担っていました。ぼくも医学部と歯学部の共闘組織を作り、大衆団交を求めて運動をしましたが、当時の医学部長に鼻であしらわれました。

でもあの年より二年前、一九六八年は世界中が熱気で沸騰する不思議な年でした。フランスではカルチェ・ラタンの五月革命、東欧でもプラハの春というソ連共産党支配への市民の抵抗、南米ではキューバ革命を拡大するゲリラ戦が展開されて前年に指導者のチェ・ゲバラが戦死、北米では、黒人の公民権運動が激化しその中でキング牧師が暗殺され、ベトナム反戦運動がアメリカの政治を侵食し、挙句の果ては中国の毛沢東が自分の権力奪還のために文化大革命を画策する騒乱となった。日本の学生運動は医学部の医局制度の改革から始まったのですね。闘争の手段として大変過激な、医師免許国家試験のボイコット破りを実力で阻止したところ、現場にいなかった者を処分し、その誤認処分撤回運動からすべてが始まり、いわゆるセクト、つまり学生運動のプロが入り込んで、一九七〇年安保条約改定反対の政治運動に発展していったのです。

振り返ると、ちょうどその百二十年前が、マルクスとエンゲルスが『共産党宣言』を出版した一八四八年、世界中でまったく同様の現象、シチリア革命、フランス二月革命、ウィーン三月革命、ベルリン三月革命とヨーロッパ各地に革命の嵐が吹き荒れました。百二十年は中国の暦の干支つまり還暦の二周りに当たります。一部の学者は世界システムの波動と捉えているようですが奇妙な一致ですね。ソ連の経済学者、ゴンドラチェフが提唱した、技術革新による経済の長期波動、五〇~六〇年の二倍に当たります。

そのように全地球的に盛り上がった学生運動も下火となり、一九六九年一月には全共闘が立てこもった安田講堂が、攻防戦で落城して、学生運動も収束に向かって行ったのです。その年度の東大入試は中止になりました。ぼくはたいした活動をしたわけでもないのに、それなりの挫折感を覚えていて、重い政治の雰囲気を背中に背負って大阪の暑い街を歩いていたんです。そのぼくの目に飛び込んできたのが普通は互いに無関係な二つの語、「ロックンロール」と「神話」という単語の結びつきです。当時の文化面でのアンチテーゼがフォークブーム、ビートルズそしてロックのウッドストックだったから、鎌田さんのミュージカルのタイトル、折り合わない二つの語の結びつきがとても新鮮で魅力的に感じたのだと思います。特に鎌田さんのミュージカルは、欧米の模倣ではなく、日本の文化の原点、『古事記』をテーマにしているので、とても印象深かったです。

鎌田　ところが私は、そういう意味での挫折感がまったくない。もちろん、周囲には全共闘の中に入って活動している友人たちがたくさんいて、長谷川さんが観た「ロックンロール神話考」を観にきた友人もいた。「鎌田くん、こんなことやって何になるの?」って、追及、団交されたりもしたけれど、私から見ると、「君たちがやってるやりかたではまったく問題解決しないよ」と反論していた。

全共闘運動の何が問題かというと、現状の社会構造を批判して変革しようというのは、意味があることだと思うけれど、人間が変わらない限り社会は変わらない。

では、人間を変えるのは何かというと、人間の根底を支えている思考、イマジネーション、アクション、行動を変えるしかない。そして、それらがどこから来るかというと、神話から来る、というのが私の思想だった。つまり、今もそうですが、思考や行動の根源は神話にあると思い込んでいるので、そこから考え直そう、アクションし直そうじゃないかというのが、われわれの「ロックンロール神話考」でした。

で、まずは、日本のイザナギ、イザナミの「国生み・子生み」神話を捉え直そうというのが、「ロックンロール神話考」となった。このロック・ミュージカルは、「みなさん天気は死にました」[★5]という一言から始まる。一九七〇年六月、安保が更新されるときに、「みな

★5――鎌田東二の詩集『狂天慟地』(土曜美術社出版販売、二〇一九)には「みなさん天気は死にました」「みなさん天気は死にました2」の二篇の詩が収められている。

さん天気は死にました」という狂言回し役の天気予報官がやってきて、天気の死を告げる。そこへイザナギ、イザナミが登場してきて、自分たちは子どもをたくさん産んで、島々もこの国も産んだけれど、自分たちの産んだ子どもがどこに行ったか分からなくなったと言う。だから、どういう行く末になっているのか見届けに行こうということで、イザナギ、イザナミが自分たちの産んだ子どもたちを訪ね求めていく旅に出るという、神代からのベクトルが第一幕。

対して、第二幕は現代。現代の少年少女が、自分たちには父と母がいるけど、どこかウソっぽい気がすると感じている。家族という固定した制度の中で、父も母もいい大学へ行けとかいい企業へ行けと言うけど、そういうことに意味なんかないのじゃないかと批判する。たしかに、父と母とはＤＮＡでつながっている。しかし、そういう生物学的な父母ではない本当の父母がどこかにいるのではないか。そうやって現代の少年少女探偵団たちが本当の親探しの旅に出る。

真の父とは何か、真の母とは何かを探していくという現代からのベクトルと、いなくなった子どもたちを探すという神代からのベクトルが時空融合しながら立体交差しながらすれ違っていく。その途中で、つげ義春の『もっきり屋の少女』★6とか、ジョージ秋山の『デロリンマン』★7とか、阿波人形浄瑠璃の『傾城阿波鳴門』★8の阿波十郎兵衛の娘のお鶴とか、いろいろな人物たちと次から次へと脈絡なく出会っていく。シュルレアリスム的な夢の世界における、一種の少年少女たちの幽界遍歴、異界遍歴なんです。『華厳経』的にいえば、善財童子が五十三人の善知識と出会っていくというような。その遍歴の中でいろいろな人物に出会い、時空の間でイザナギ、イザナミとも出会っていくのだけれど、最終的に、全員死に絶える。

そこで暗転した後、すぐライン照明がついて、全員が幽霊のように立ち上がってくるという暗示で終わる。そこで私が登場して、「見つめる前に跳んでみようじゃないか」という早川義夫★9の歌「堕天使ロック」を歌って、ばーんと終わる。二時間か二時間半ぐらいの、アングラ・ロック・ミュージカルです。それを長谷川さんが観てくれた。

長谷川さんが、これを一発で面白いと思えたのは、脈絡のないものに脈絡を見出す天才狂気的な指向性が長谷川さんの中にあったか

★6――『ガロ』一九六八年八月号に掲載されたつげ義春の短篇漫画。おかっぱの少女、コバヤシチヨジが登場する。

★7――『週刊少年ジャンプ』一九六九～一九七〇年に連載されたジョージ秋山の漫画。自殺未遂したサラリーマンが怪人デロリンマンに変貌する。

★8――近松半二作の浄瑠璃。一七六八年初演。阿波徳島藩のお家騒動を題材にした物語。

★9――はやかわよしお。一九四七年生まれ。一九六七年、木田高介らとロックバンド「ジャックス」を結成。デビュー・アルバムは『ジャックスの世界』。解散後、ソロ活動を経て、川崎市で書店を経営する。書店閉店後再び歌手活動を再開。

らですよ。

長谷川　そのときの時代背景も、その日の暑い夏も体感としてよく覚えています。いま伺いながら、ストーリーもうっすらと思い起こしてきました。

鎌田　私がその脚本を書いたのは十八歳で、他の人たちは全員年上でした。一人だけ一歳年下の女の子がいたけど……。

長谷川　もっきり屋の少女だよね。何か強く印象に残る女の子でした。たしか、彼女は舞踏をやってたんじゃないですか。

鎌田　そう。後に土方巽[★10]の内弟子になったの。

それで、長谷川さんは、その年の秋に大重潤一郎[★11]さんの自主制作劇映画『黒神』の上映の手伝いをしたんですよね。

長谷川　はい。ぼくが大学に入った頃、自主運営映画活動が流行っていたんです。有名なところではATG[★12]（日本アート・シアター・ギルド）というのがあって、非商業的な映画を上映することに始まって、後には日本映画の製作にも携わり、年会費を払うと割引で名作映画を観られるという運動でした。

実はぼくはそこで見た映画に大きな衝撃を受けたんです。ぼくは

★10——ひじかた たつみ。一九二八～八六。舞踏家。六一年に暗黒舞踊派（のち舞踏）を結成。全身を白く塗った独特の舞踏を確立。

★11——おおしげ じゅんいちろう。一九四六～二〇一五。映画監督。岩波映画助監督を経て、自主映画『黒神』（一九七〇年）でデビュー。『光りの島』『風の島』など他に、〝神の島〟久高島を描くドキュメンタリー映画『久高オデッセイ』三部作がある。

★12——一九六一年十一月に設立された映画の製作・配給会社。新宿文化劇場などで「芸術映画の専門館」として多くの名作映画を製作・上映。一九九二年活動停止。

文学少年で小説好き、文字でしか芸術的感動は表現できないと、映画は娯楽にすぎないと見下していたのです。ところがATG配給のオムニバス映画『二十歳の恋』[★13]で後に若死にしたズビグニエフ・チブルスキー主演、アンジェイ・ワイダ監督のポーランド篇を見て驚愕したのです。映像でここまで人の内面を描写できるのかと。ほかにフランス篇のフランソワ・トリュフォーも良かったけど、日本の石原慎太郎は全然ダメだったなあ。

それからはATGにのめり込みました。アラン・レネ、フェデリコ・フェリーニ、イングマール・ベルイマン、ロマン・ポランスキーと次々入れ込んだのです。ポーランドの映画学校に行こうと、ポーランド語を習い始めてみました。無謀にもぼくは映画監督を目指し始めたのです。短編映画を二、三本撮りましたよ。阪急電車を貸し切って16ミリボレックスカメラを使って「その時ぼくは電車に乗った」というタイトルの。なのでその前段階として、大阪大学の劇団「季節」に入り舞台監督をしました。テネシー・ウィリアムズの『蛇皮の服を着た男』[★14]を演出し、鎌田さんのミュージカルと同じ心斎橋で上演したのです。だから大重監督の『黒神』自主上映は、自分の

★13――パリ、ローマ、東京、ミュンヘン、ワルシャワの五つの都市を舞台にしたオムニバス映画（一九六二年製作）。監督：フランソワ・トリュフォー、レンツォ・ロッセリーニ、石原慎太郎、マルセル・オフュルス、アンジェイ・ワイダ。

★14――一九六〇年製作の米国映画。原作：テネシー・ウィリアムズ。監督：シドニー・ルメット。主演：マーロン・ブランド。

問題として支援していました。

鎌田　新宿文化劇場というATGの拠点映画館がありましたよね。

長谷川　大阪では北野シネマでした。そういう時代にたまたま誰かが大重さんを紹介してくれて、『黒神』のチケットを売って回った、そういうつながりですね。

　ミュージカルと映画――ぼくは、関心のある領域からいうと比較的文科系なんですね。当初は大学もそっちに行こうと思っていたんですよ。

鎌田　それがどうして医学部に行ったのか。その経緯を。

長谷川　きわめて安易なんです。小説を書いたりいろいろとやってみたのだけれど、結局能力がないと自信がなかったので消去法で……。というのも、うちの家族は大体みんな医者になっているから。

鎌田　おじいさん★15が医者で、お父さん★16も医者ですね。阪大の助教授にもなっていたんじゃなかったですか。

長谷川　いえ、大阪市大の助教授で、大学を辞めて市民病院の院長をやっていたんです。だから、医学部へ行けば親も喜ぶだろうと。いわゆる「でもしか★17医者」ですよ。

★15――第二部注★2（一〇九頁）を参照。
★16――第二部注★3（一一〇頁）を参照。

★17――「～でもなろうか」「～しかなれない」と、他になるものがないからやむをえずなっていること。

鎌田　でも、医学部に入るのはその当時から難しかったから、それなりに勉強がよくできたことは間違いない。

長谷川　当時はそれほどでもなかったよ。

アメリカでの留学生活

鎌田　それはともかく、七〇年の夏に出会って、長谷川さんは大重潤一郎さんの『黒神』の映画上映を手伝ったけれど、その後は互いにまったく別の道を歩いたわけですよね。長谷川さんは、大阪大学医学部を出てから国内で研修医を務め、その後ハーバード大学に行くんでしたね。

長谷川　はい。その間にもう少しストーリーがある。

鎌田　その辺の話をしてください。

長谷川　さっき少し言ったように、世界は政治の季節、在学時代は大学へは行かずに大学を潰す運動をやったわけです。それが卒業して研修医になると、目の前に患者がいる。そこで、こちらがちゃんと勉強しないと、目の前の患者が死ぬということをはっきり実感したわけです。それで突然、真面目に勉強を始めた。

そこからの選択肢はいろいろあって、最終的には内科医になろうかと思っていたところ、赤軍派だった後輩から、「長谷川さん、内科医なんかやっていたら世界革命に貢献できないよ」と言われた。それで素直なのですぐ騙されて「分かりました」と、外科医になることを決めたんです。

アメリカへの留学を決めたのには二つの理由があります。一つは、日本ではほとんど銃創がないということです。人民戦争に備えて、銃の多いアメリカに。

もう一つの理由は、東大闘争の引き金にもなった医局講座制度[18]の問題です。研究はさせるけど臨床は教えない、臨床技術は、教授の背中を見て学べと、中世そのままの徒弟制なのです。系統的な教育法を日本に確立する必要があると考えたわけです。見回してみると、当時の身の回りの優秀な外科医は、ほとんどアメリカでトレーニングを受けているというところが共通していた。漢方医学を勉強しようと思ったら北京へ行ったと思うけれど、外科はやはりアメリカだ、と確信してアメリカ留学を目指したんです。

★18——研究や教育を担当する医学部の講座と、付属病院で診療を担う医局を合わせた組織。

しかし、周囲はこぞって反対してくれました。なぜなら、研究で行くのならばいいけれど、臨床で外国に行っても、日本ではキャリアとしてほとんど評価されないと言われたのです。ぼくにはいささか天邪鬼（あまのじゃく）なところがあるので、みんなが反対するなら逆に行ってみようかと、受け入れ先を求めてアメリカの病院に三百通ぐらい手紙を書いた。受け入れ通知が来たのはたった三通だけ。

これは余談ですが、ぼくよりちょっと前の人たちは、たとえばハーバードとかの、普通では考えられないような有名なところへレジデント（研修医）として留学している。行ってから大変だったろうとは思いますが。

鎌田　それはどうしてですか。

長谷川　ベトナム戦争の影響です。ぼくが応募したときには、ほぼベトナム戦争は終息しつつあったので、そういう機会はなかったのですが、ベトナム戦争が盛んなときには、レジデントに応募したアメリカ人医学生も徴兵され、彼らが受かっていた有名なプログラムに突然欠員ができてしまう。その穴埋めとして日本からの留学生が選ばれるわけです。

鎌田　異国の生活でまったく環境の違う病院で働くことは大変ですよね。準備はどうしたのですか？

長谷川　実は、準備を兼ねてアメリカに行く前に船医をやっていたんですよ。だから発展途上国のいろんな国を若いときに経験できたのです。

鎌田　どのくらいの期間？

長谷川　三カ月。アメリカで医師になるにはECFMG（Educational Commission for Foreign Medical Graduates）というレジデントになるための医師国家試験に受からないといけないのだけれど、結構むつかしく、勉強が大変。ぼくの先輩に板谷宏彬[★19]というアメリカで研修していた悪い人がいて、「勉強するのには船医になったらいい。時間があるから、お金をもらいながら勉強できるよ」と。医学生の間に北杜夫さんの『どくとるマンボウ航海記』が流行っていて、あこがれの船医になれると、当時世界第三位で同時に日本第三位だった海運会社、川崎汽船に喜んで乗り込んだのです。

当時、川崎汽船は中国の友好会社で、ぼくが乗り込んだのは、上海で雑貨を積み込んだ秘露丸（ペルー）という貨物船です。かつて日本から南

★19——いたや ひろあき。大阪大学泌尿器科講師。後に住友病院副院長。

米への移民輸送に活躍した比較的大きな一万トン級の船で、日程が合わなくて、シンガポールから乗船しました。シンガポールはオーチャード・ロードが一本走ってるだけで当時は何にもなかったなあ。旧(ふる)いままのラッフルズ・ホテルのロングバーで、サマセット・モームのシンガポール・スリング[20]は飲みましたが。船医がいないので船員は心配して待ってるだろうと勇んで乗り込んだのですが、じろじろぼくを見たあとほっとした声で、「よかった若い人で。前回は老人で、ヨーロッパに接岸したら、どうしても町が見たいと言われ、背中に背負って観光案内しなければならず大変だった。あなたは若くて自分で歩けるからいいね」と言われてなんかがっかり。

もう一つがっかりしたのは船長さんです。海の男、筋肉質の強力なリーダー像を想像してご挨拶したら華奢(きゃしゃ)で律義なサラリーマン風の人でステレオタイプな思考は危険と実感しました。終着港バスラ、千夜一夜物語のシンドバッドが船出した、ペルシャ湾の奥の港に向かって、ちょうど海のシルクロードを反対に辿ったわけですね。その間の中国友好国のほとんどの主要な港に一つ一つ順番に荷を降ろしていく。上海を出発してシンガポール、コロンボ、カラチ、ドバ

★20——シンガポールのラッフルズ・ホテルで誕生したジンベースのカクテル。

イ、アブダビ、バーレーン、クウェート……。その頃のドバイはなーんにもなかった。港と砂漠、ラクダが歩いている横でベンツに乗ってアラビア人が砂漠にやって来て絨毯（じゅうたん）の上でピクニックしてた。若い時期の異文化体験が日本の文化から一番遠いアラビアだったので文化測定尺度は広く、文化理解には自信がありますよ。

それに、アラブ・ペルシャ文明は中世には世界最先端で、近世の西洋に古代西洋文化を保存して伝えたのはアラブ・ペルシャなので、私は大変リスペクトしています。ペルシャ文化はぼくには親和性があってイランの町を歩いてると建物のデザインなんかでほっとする感じがあります。おそらくシルクロードを通して唐草模様など日本の天平文化に影響を与えたからでは？　この船旅では船を降りてウル遺跡、ジグラトに登ったり、飛行機で飛んでペルセポリスでは拝火教の神殿跡、イスファハンではモスクを訪れました。モスクを取り巻く市場、スークの雑沓（ざっとう）もすごかったなあ。客が座ってペルシャ絨毯のデザインを注文していました。帰路の途中ベイルートに立ちよって〝中東のパリ〟を満喫しました。ナイトクラブでフィナーレには裸の美女が三百人並んで登場する当時の世界三大ショーは圧巻でした。シリアに向けてタクシーを貸切り、第四次中東戦争直後で、イスラエルが占拠したゴラン高原の戦車の残骸を横目で見てダマスカスに着きました。雅(みやび)なアラブ文化の凄(すご)さを体感しました。さすがにイスラーム文化の華、ウマイヤ朝の主都の宮殿は落ち着いた美しさがありますが、時期は日本の飛鳥から奈良時代にあたります。今は残ってないのでしょうね。現在、あの辺りは大変きな臭くなっていますが、体験があるだけに響きます。

鎌田　それ、何年のことです?

長谷川　一九七四年。ちょうど五十年、半世紀前ですよね。

鎌田　結局、長谷川さんはどこへ留学したのですか。

長谷川　受かった数カ所の内で、父親の知り合いがそこのレジデントになっていたということもあって、ウィスコンシン州ミルウォーキー市の聖ヨセフ病院へ行きました。フランシスコ派のカトリック系病院で、尼さんの看護師さんが院長でした。

　午後には神父さんが病室を回るので、われわれ医師は外で待ってなければならない、典型的な宗教系のコミュニティ病院でした。

鎌田　それは何年に行ったのですか?

長谷川　一九七五年。当時はアメリカ全体としてもそんなに治安は悪くなかったのだけれども、ミルウォーキーは特に良くてとても住みよい町でした。ドイツ系が中心の町で、住んでいる人たちの人柄も良く、東洋人が差別されることもあまりなく、五年間、大変楽に暮らすことができた。

ただ、レジデントというのは人間じゃない、奴隷だといわれていた。朝の六時から晩の九時まで働いて、土日がない。

鎌田　完璧にブラックでしたね。

長谷川　研修が終わったら開業してお金を稼げるのでみんな頑張る。多分、ぼくも体力だけはあったんでしょうね。時々、シカゴにジャズを聴きに行ったりしましたが、非常に真面目なレジデント生活を五年間送りました。

鎌田　そういう中で真面目に五年間勤めたら、技術もしっかりと身につきますよね。

長谷川　身につけないと、手術しても患者が死んでしまう。振り返ってみると、アメリカの医学の教育制度はすごくいいということです。日本では研究が優先で、臨床と教育はあまり重視されない。すると教育の伝統や手法も引き継がれない。

健康保険制度をはじめ、アメリカの医療制度にはいろいろと問題が多いのですが、こと医学教育については非常にレベルが高い。医師が後輩を育てることを楽しみにしていて、参加できれば誇りに思っているようです。

鎌田　ミルウォーキーで奴隷のようなレジデント生活を五年間やったというのは、その後の長谷川さんの医者としてのベーシックな部分をつくっているのでしょうね。

長谷川　確かに勉強しました。体力にも自信がありました。外科医は頭ではなく体ですから。一応、レジデント修了後に専門医試験を受けて合格し、正式に外科専門医資格を取りました。

ハーバード大学で当代一流の学者の授業に潜入する

鎌田　五年間で専門医の資格を取って、その後ハーバードへ行ったわけですね。

長谷川　さっき言ったように、アメリカには研究のために行ったのではないけれど、外科医をやっているうちにちょっと研究をしてみたいと思い始めた。
鎌田　臨床外科医としてしっかりした技術を身につけた上で、研究に対する関心というのはどの辺にあったんですか。
長谷川　アメリカでは医師―患者関係が日本と大変異なり、意思決定の過程が異なって見えます。その理由がどうしてなのかを知りたいと思っていたところ、一九七〇年代の終わりごろ医学判断学（Medical Decision Making）という新しい学問がアメリカで始まったことを知りました。その研究の中心がハーバード大学の公衆衛生大学院にあり、ハーヴェイ・ファインバーグ氏[★21]がリーダーであることが分かりました。早速電話してぼくを雇ってくれるよう交渉しました。アメリカは不思議な国で運が良ければ大変有名な方でも本人が直接電話に出てくれます。ところが研究助手としてではなく、大学院生になったらと勧められたのです。
　米国では外科医の地位が高く学生となることを勧めるなんて失礼と思ったのですが、よく聞くと一年間で公衆衛生の総合的勉強ができて公衆衛生修士というハーバードの学位も取れ、同時に予防医学

★21――Harvey V. Fineberg　一九四五年生まれ。公衆衛生の専門家。ハーバード大学公衆衛生学部教授を務める。同学部長、米国医学アカデミー会長、カーネギー国際平和基金議長等を歴任。

のレジデントにもなれるというのです。実は公衆衛生を勉強したいもう一つの理由があり、それなら合わせて勉強のため入学を決意しました。二つめの理由は、日米であまりにも病気のパターンが違うことです。今でこそ日本でも珍しくなくなりましたが、当時の三年間の日本での研修生活の中で、乳がんの手術例はわずかに一例しかなかった。その一方、胃がんの手術は毎日のようにあった。

　ところが、アメリカではまったく反対で、毎日のように乳がんの手術をしているのに、胃がんは五年間で一例か二例。この違いはなんでだろう？　それだけでも不思議に思いますよね。

鎌田　そのときは、なんでなのかという仮説は出なかったんですか。

長谷川　病理をローテーションで回っているとき、時間もあるので、論文を集めて勉強しました。公衆衛生の分野には疫学（エピデミオロジー）、という病気の頻度や原因を分析する分野があってその論文を読み漁（あさ）りました。さらに関心を持って調べていくと、がんの原因の大半が生活環境であるということが分かってきた。

　一番簡単な証明は、日本国内の日本人のがん発生率、次にハワイの日系人、そしてロサンゼルスの日系人をそれぞれ比較していく。

すると、東へ行くほどだんだんとアメリカ人のパターンに似てくる。当時、その観察を基にがんの原因は、約九五%から九七%は環境によるもので、遺伝的要因はわずか数%にすぎないという論文が発表されました。

　当時のハーバードの疫学部は世界をリードしており、優秀で有名な先生たちがひしめいていました。オッリ・ミエッチネン[★22]教授など一九八〇年代のいわゆる分析疫学を創設した論客もいたし、乳がんの国際比較研究で有名なブライアン・マクマホン[★23]教授が疫学部長に就いていた。そんなわけで、借金をしてでも大学院に行こうと決めたんです。

鎌田　借金をしてでも！　すごい！

長谷川　今になって振り返ると、当時意識していなかったもう一つの重要な理由があったのではないかと思います。

　それは、トマス・マキューン[★24]というイギリスの公衆衛生学の教授が書いた『医学の役割（*The Role of Medicine*）』という本との出会いです。一九七七年、ぼくのレジデント生活の三年目、その本の内容が名編集長といわれたボストン大学消化器内科の教授、フランツ・J・イ

★22——Olli S. Miettinen　一九三六〜二〇二一。フィンランド出身の疫学者。分析疫学の理論的基礎となるリスク割合（Risk Ratio）概念を提唱。ミネソタ大学、ハーバード大学、マギル大学の教授を歴任した。

★23——Brian MacMahon　一九二三〜二〇〇七。イギリス生まれの疫学者。国際的に活躍し、数々の著名な弟子を育てた。

★24——Thomas McKeown　一九一二〜八八。英国の社会医学史家。いわゆる「マキューン・テーゼ」とは、「①十八世紀以降の英国における人口増加は、主に死亡率の低下に起因する、②しかし、医療の進歩が死亡率低下に寄与したのは一九三〇年代以降、公衆衛生の寄与は十九世紀末以降であって、それ以前の死亡率低下は医療と公衆衛生からは説明できない、③消去法により、十九世紀以前の死亡率低下は食糧供給の増大によって人々の栄養状態が改善されたことによると考えられる」（逢見憲一「医学史・医療史と公衆衛生——マキューン・テーゼから歴史人口学へ」より）というもの。

ンゲルフィンガー氏[25]によって、アメリカでもっとも権威のあるといわれる医学雑誌『New England Journal of Medicine』の編集後記に紹介され、それを読んだぼくを含むレジデントたちが一斉に驚愕したという事件があったのです。

マキューン教授によるその本の主要な論点は、「近代医学はほとんど死亡率の低下に貢献してこなかった」というものです。人間ではない奴隷だといわれ、早朝から深夜まで死ぬ思いで働いているレジデントにとって、その筋の権威が「お前の勉強していることは役立たん」と言えば、当然実存的クライシスに陥ります。ある人は「そんなはずはない」と言い、ある人は「もしそうであっても、権威のある人がそういうふうに言うべきでない」、ある人はそのまま受け止めて、「それは大変なことですね」というような反応で。ぼく自身も初めて聞くことで「本当なのか？」と大変な衝撃を受けました。

ハーバード大医学部の著名な社会学者、ローレンス・ヘンダーソン[26]教授によると、人類が医師と出会って診療を受け、その出会いから利益を受けるようになったのはほんのつい最近のことで、一九一〇年から二〇年——日本でいうと大正時代ですが、逆にいえば、そ

★25——Franz J. Ingelfinger　一九一〇～八〇。ボストン大学消化器内科教授。『New England Journal of Medicine』の元編集長。同誌で「あらゆる疾患の中で、医療がきわめて有効なのはわずか一一％にすぎず、八〇％は医師がいなくても予後に影響しないばかりでなく、九％は医療を受けることによってかえって予後が悪くなる」と書き、反響を呼ぶ。

★26——Lawrence Joseph Henderson　一八七八～一九四二。社会学者。医師と患者関係に関する研究の先駆をなし、タルコット・パーソンズの「病人役割理論」に大きな影響を与えた。

れまでは治療によって治ったよりも死んだほうが多かったとの主張です。振り返れば、明治の日本政府がなぜそんな〝役に立たない〟西洋医療を導入したのか不思議です。

マキューン教授は、死亡率低下の要因の大半を占める疾患である結核を取り上げ、一八三八年から一九七一年までの百三十年余りの低下原因を追究し、そのほとんどがストレプトマイシンの抗生剤や化学療法剤が発明された一九五〇年代以前に低下していることから、医療はほとんど貢献していないと結論づけたのです。これを裏づける有名なマキューン仮説（McKeown Thesis）はその低下の理由を一言で、生活水準（Standard of Living）と断定しています。詳しくは清潔な水、食糧と暮らしの要素が大半でワクチンなどの公衆衛生活動や、妊婦死亡の減少など母子保健の改善が一部貢献しているというのです。

マキューン仮説を編集後記に紹介した、インゲルフィンガー教授は、マキューン教授に賛同した上に、ヘンダーソン教授の仮説を付け加えて、今でも治療の過程で合併症を引き起こし死に至らしめている可能性もあり、その効果は全体で見ると、プラス・マイナスでわずかにプラスでしかない。従って近代の科学的医学も古代の呪術的医療と何ら変わるところなく、気休めにすぎないと断罪したのです。この世界的権威雑誌の編集長の言動もショッキングで、マキューン仮説が後に一部誤りであったことが判明しても、いまだに世界中で、特に英語圏で、隠然たる影響を及ぼし続けています。

ぼくは実は無意識にこの仮説の真偽を学ぶためにハーバードの公衆衛生大学院に行きたかったのかもしれません。今日では、このインゲルフィンガー教授の過激な言動の背景には何か理由があるのかもしれないとされています。噂によると教授は当時、自分自身が専門とする疾患、食道がんに冒され、終末期の闘病中で、治療への疑問を抱えていたのではないかというのです。三年後の一九八〇年、闘病の末に食道がんの合併症で亡くなられました。享年六十九でした。

鎌田　長谷川さんはボストンに行ったのだから、このお二人とは直接会ったのですか？

長谷川　いいえ残念ながら。インゲルフィンガー教授は、ぼくが大学院生としてボストンに移住する三カ月前に亡くなられていました。マキューン教授には是非会いたくて教授の弟子であるハーバード大疫学部長のマクマホン教授から電話番号を教えてもらい、イギリス出張の際にロンドンから電話を差し上げて面談のアポを取ろうとしました。しかし「何のためか」と聞かれて答えに窮していると、「用事がないのなら来る必要ないよ」と言われて寂しく諦めた思い出があります。単純に合理的な考えの人だったのでしょうか、後で計算したら、一九八八年六月にマキューン教授が亡くなる四カ月前のことでした。お会いできなかったことは残念でしたけどお声だけは最後にきくことができました。

今『医療の役割』の日本語訳を出そうと思っています。この間、何度か出版しようとして成し遂げられませんでしたが、二十世紀のもっとも重要で影響力のある医学書の一つですから。この本はのちに健康増進概念の原点となる一九七四年のカナダの厚生大臣ラロンドによる報告書[★27]や、一九八〇年代にブームとなった「科学的根拠に基づく医療（EBM：Evidence Based Medicine）」、医療の技術評価、結果マネジメント運動、遠くは一九九〇年代の患者安全運動にまで影響を及ぼしたといわれています。

ぼくも後で『医療の役割』を丹念に読み返して驚いたのです。こ

★27——カナダの保健福祉省大臣であったマルク・ラロンドが一九七四年に「従来の医療レベルと健康のレベルを同一視する健康観から、生物学的領域・環境・ライフスタイルも同等の重要性として扱うべきである」と報告。

の本の本当の目的は、医療が死亡率の低下に貢献したかどうかを検証するものではなく、「現代医学がベースにしているデカルトの機械論的な生体観・生命観は、果たして医学には適していたのかどうかを検証することにあり、その検証の結果、臨床即ち、治療や予防・研究・教育の在り方を再考するもの」であると冒頭に書かれていました。そうなんです、この本は医学書というより哲学書なのです。この本を読んで、その真摯さに日本人はつくづくいい加減な民族だと思いました。古代中世では、中国がだめなら朝鮮が、近代では、ヨーロッパがだめならアメリカといつも外国に答えを求めてきた、言い換えると盗んだ借り物の山の上に築いた文化だと。もっともその模倣力は抜群で、時々本家を抜いてしまうこともあるのですが。

そういうぼくもその窃盗団の一味です。留学とかいって格好つけて、実際は医学教育のノウハウを盗みに行ったわけですから。やはり自らが苦労して産み出した文明ではそうはいかないでしょう。時折振り返って自らを真面目に評価する必要があるのでしょう。マキューン教授はそういった真面目で、人類全体にとっては大変有り難い点検者なのですね。これからは日本も盗むばかりではなく、西洋にお返しをする必要がありますね。

日本も今度ばかりは真面目・真剣になる必要があります。人類未踏の超少子超高齢デジタル社会に先頭を切って挑戦するわけですから。今度は日本が人類のための実験国家です。トイレに行くときも、ご飯を食べるときも刻一刻これまでの人類が経験したことのない社会を、日本国民は一人ひとり実践研究していることになるのです。研究実験国家、国民総研究者、私たちは世界にそう宣言して、世界の協力や共同研究をお願いする必要があるのではないでしょうか。ワクワクしますね。ご存命なら今、マキューン教授の意見を聞いてみたい気はします。

鎌田　ボストンに移って公衆衛生学の勉強をした。ボストンでの生活はいかがでしたか?

長谷川　ええ、まず一年間はマスターコース（修士課程）にいましたが、一年で修士を取るというのでプログラムが圧縮してあり、それをちゃんとこなして卒業するのは大変でした。

鎌田　その間、臨床にはタッチしていなかったんですか?

長谷川　いや、飯を食うためにアルバイトをしていました。そのためマサチューセッツ州の医師免許を追加で取りました。

アメリカでは国ではなく州が免許を発行します。実はぼくは四つの医師免許を持っているのですよ。日本の医師免許の次に取ったのがミシガン州。レジデントを続けるのに本格的医師免許を取らねばならなくなり、とりあえず当時外国人でも試験が受けられるのがミシガン州なのでミシガンで取りました。一問四十秒で答えて朝から晩まで三日間、大変過酷な試験で最後は目が霞(かす)んで見えませんでした。一度取ればそれを基に他の州に応募できます。なのでレジデントをしていたウィスコンシン州、そしてハーバード大に移ったのでマサチューセッツ州、それに日本を加えて四つです。その医師免許で週末、ボストン郊外の小さな町のエマージェンシー・ルーム（救急治療室）のアルバイトをしていたんです。

鎌田　マスターコースを受講しながら週末にアルバイトというのは、かなりハードですね。

長谷川　さすがにマスターコースの授業はハードでした。インドから来ていた同級生が過労で亡くなりました。

そのインドの友人は鋭い指摘をする人で、アメリカでは大きな建物、ホールを全部冷暖房しているけれど、こんなにエネルギーを無駄に使ってる文明は近々に滅びるはずだ、とよく言ってました。ぼくもその通りだと思ってましたが、結局、文明の以前に自分のほうが滅んでしまった。

大学院修士課程の後、さらに研究を続けようと二年間ボストンで過ごし、都合三年間いました。その二年間の一年目には、一つの足は疫学に、もう一つの足は医学判断学、医療技術評価研究に置きました。世界初の栄養疫学を実践する看護師の集団二十四万人の前向きコホート研究（時系列に沿って要因を追跡する手法）に研究員として参加しました。で、栄養、食事、生活習慣がどのようにがんに影響を与えるか大変考え抜かれた研究デザインで、リーダーは栄養疫学という分野を創設したウォルター・ウィレット[★28]教授です。最近定期的に自動的に質の高い研究論文を生み出しています。

医学判断学もその創設期に関わりました。ハーヴェイ・ファインバーグ、ミルトン・ワインシュタイン[★29]両教授と、膵臓がんや虫垂炎の手術適応モデルについての研究を、一九八二年にフィラデルフィ

★28——Walter C. Willett　一九四五年生まれ。ハーバード大学公衆衛生大学院栄養部門主任教授兼ハーバード大学医学部教授。医学博士。同大学を代表する世界的研究者。「ナース健康調査」や「医療従事者フォローアップ研究」の指導者の一人。

★29——Milton C. Weinstein　ハーバード公衆衛生大学院教授。医療の世界に費用効果分析を広めた人として有名。

ア大学で開かれた第二回医学判断学学会で発表しました。ファインバーグ教授は名前から分かる通りユダヤ系で、ハーバードの医学部出身の毛並みの良いエリートです。冷たいぐらいの明晰な頭脳であるのみならず心が温かく将来アメリカを背負って立つ人と思っていたら、わずか三十九歳で公衆衛生学部長、五十二歳でハーバード全体の副総長、総長選でサマーズ前財務長官に負けたにもかかわらず、逆にアメリカの医学界全体を引っ張る米国医学アカデミー会長を歴任された、実力も伴う絵にかいたようなエリートです。

大学院の終了後、二年間ボストン滞在を延長しました。前述の公衆衛生の研究は建前で、実際には専門の勉強と並行して、毎日ハーバードの本校へ行ってニセ学生として授業に潜り込んでいたのです。特に二年目に向けて次第に後者に重点を置きました。適当に自分の好きな科目を取って、聴講していたわけです。毎朝自分の好きなことを選択できる、人生で一番自由で輝いた時代です。その後の人生は、自由な選択への罰、パニッシュメントのような気がします。

なにしろハーバード・MIT（マサチューセッツ工科大学）には世界的に有名な教授がずらっといたわけですから迫力があります。そういう教授たちはみんな、自国内ではトップクラスの業績を上げているわけで、残るは国際的なレピュテーション、評判なんですね。「先生の授業に大変興味があるので、是非きかせてほしい、そして内容を日本に紹介したい」という殺し文句を言うと、みんな授業料を払わなくても「オーケー」ということになる（笑）。

ぼくが聴講したのは主に二つの学部です。一つは教養学部の哲学分野です。そこでちょっとびっくりしたのは、アメリカで哲学というと、ほとんどが認識論と分析哲学なんですね。だから、ぼくはウィリアム・ジェームズ・ホールで分析哲学の基礎をたたき込まれたんです。

後にテロで崩壊したニューヨークの世界貿易センターを設計した日系建築家山崎實が設計し、心理学者、分析哲学者、プラグマティスト、そして神秘主義者のハーバード大教授のウィリアム・ジェームズ★30の名前をとった建物です。

もう一つは、ディヴィニティ・スクール、神学部です。ご存じのように、ハーバード大学は江戸時代の初め頃、神学部と医学部から始まったんですね。その神学部できちっと仏教哲学やインド神話学

★30――William James　一八四二〜一九一〇。米国の心理学者・哲学者。一八七三年からハーバードで教鞭を執る（哲学・心理学・プラグマティズム哲学）。小説家のヘンリー・ジェームズは弟。

の基礎を学びました。

鎌田　長谷川さんがいた一九八〇年から八三年というのは、文化人類学や医療人類学の超最盛期ともいえるような時期ですよね。

長谷川　神学部で印象的だったのは、キリスト教の牧師さんがインド神話学、仏教哲学の入り口を教えてくれるのです。日本のように持って回らず、ものすごく分かりやすい授業でした。たとえば永劫回帰は毎年負け続ける野球チーム、ボストン・レッドソックスのようなものだと。それからチベットの坊さん、特にニンマ派★31の人が多く留学していた。ぼくは高野山で長く過ごしたことがあるのでなんとなく懐かしく一緒に遊びました。もっとも古いチベット密教なので日本の真言宗とも親和性があったのでしょうか。

その他にも、トーマス・クーン★32などの当時の名だたる知識人たちがハーバードで講義していた。残念だったのは、ちょうど用事があってチョムスキー★33の講義に出られなかったことです。

もちろん医療人類学や医学史の授業は取りました。

鎌田　クーンの授業を受けて、パラダイムシフトは起こった？

長谷川　生クーンは感激でしたけど、まあ数回だけなので、もともと

★31――カギュ派・サキャ派・ゲルク派と並ぶチベット仏教四大宗派の一つ。「ニンマ」は「古」の意で、最初期のインド密教の伝統を伝える。

★32――Thomas S. Kuhn　一九二二～九六。米国の科学者・哲学者。『科学革命の構造』（一九六二）で展開された「パラダイム論」は、その後の科学史・科学哲学史に大きな影響を与えた。

★33――Noam Chomsky　一九二八年生まれ。米国の言語学者。変形生成文法を提唱、現代言語学に革新をもたらした。

知ってる話というか……。

鎌田 その他に特に印象に残る講義はありましたか。

長谷川 あります、凄い講義を受けました。メディア論の授業ですね。私の人生でもっとも影響を受けた、きいてるだけで知的な恍惚（こうこつ）状態に入る。ニューヨークから出張講義に来た、エドマンド・カーペンター[★34]教授の半年の一セメスターの講義です。カーペンター教授の教室に来ると、学生にあげるため自分の書いた本が山積みしてある。彼が出版した本はまったく売れないか、発禁本になるかで余っているからです。たとえば、『エスキモー・リアリティーズ（*Eskimo Realities*）』という本があって、装丁も写真もとても美しかったし、今読み直してもすばらしい内容なのだけれど、カナダ政府のエスキモー政策批判を書いたのでカナダ政府が発禁にした。

鎌田 当時のメディア論というと、マクルーハン[★35]？

長谷川 そうです。ただマクルーハンが亡くなったばかりで、講義を直接受けたわけではないのです。マクルーハンを支えた二人のすばらしい学者にお会いでき、ぼくもずぶずぶのマクルーハン主義者、メディア論者になったのです。一人が前述のエドマンド・カーペン

★34——Edmund S. Carpenter　一九二二〜二〇一一。米国の文化人類学者。イヌイット文化を研究、映像人類学で活躍。トロント大学でマクルーハンらと共同研究を開始。マクルーハン関係の著者に『マクルーハン理論』『マクルーハン入門』などがある。

★35——Herbert Marshall McLuhan　一九一一〜八〇。カナダの英文学者・文明批評家。『グーテンベルクの銀河系』（一九六二）、『メディア論』（一九六四）など一連のメディア論で世界的な話題を呼び、日本でも「マクルーハン旋風」が起きた。

ター教授と、もう一人は、ウォルター・オング[36]というイエズス会の神父の英文学者です。マクルーハンがセントルイス大学にいたときの大学院生で、時間軸つまり古典文学の歴史を担当しました。たとえばギリシャの『オデュッセイア』は、吟遊詩人が口承で伝えたものと、アルファベットで書かれたものでは同じ物語でも違うんだという主張です。

オング教授の『声の文化と文字の文化』という本はメディア論の古典として日本でも評判になりました。セントルイスまで二度ほど会いに行ったことがあります。セントルイスのまちは東部から西部への入り口で夏はとても暑い。二回目は夏で心臓を患ったばかりで大変調子悪そうでした。日本の上智大学でも教えておられました。

エドマンド・カーペンター教授にはハーバードで十五回の出張講義を受けました。マクルーハンがトロント大学にいたときの同僚です。空間軸つまり文化人類学を担当しました。世界各地の文化にメディアがどのように影響しているかということを研究していた人です。従ってメディア論が時間空間を広くカバーし、人類の歴史と文化を踏まえているのは、ある意味この三人で作り上げたからだと思

★36――Walter Jackson Ong 一九一二〜二〇〇三。米国の哲学者・文化史家。イエズス会司祭。『声の文化と文字の文化』は一九八二年刊(邦訳は、桜井直文・林正寛・糟谷啓介訳、藤原書店、一九九一)。

います。

　当初トロント大学がメディア論の発信地としてトロント学派を形成しており、マクルーハンが編集したコミュニケーション研究誌『Exploration（探究）』が発信の媒体で、長らく好事家の垂涎（すいぜん）の的でしたが、最近復刻が出版されています。カーペンター教授は授業でよくエスキモーの話をしてくれました。カナダエスキモーを深く愛していて、話しはじめると教室がそのままカナダの氷原に変貌しました。シャーマンが死んだ村人の命を取り返すため、海底深くに棲む創造と破壊の女神セドナに会いに行く話を語るときは、本当にそこにエスキモーのシャーマンがいて話しているように感じました。死んだ男の妻子がいかに苦しんでいるかと、理屈や感情や慰撫（いぶ）で懸命に説得してもセドナは見向きもしない、踊りと音楽、即ち美でもって初めてシャーマンにセドナが顔を向けて眉をちらっと動かす、しかし、もちろん命は取り返せない。教室が深い海の底に引きずり込まれているようでした。

　まったく同じラッシュからまったく別の主張ができることを示すため、テレビ局には秘密にこっそり入手した実際の『60ミニッツ』[37]

★37——米CBSテレビのドキュメンタリー番組。一九六八年に始まる長寿番組。

の番組を用いて、ボツになったバージョンと実際に放映されたバージョンを比較して見せてくれました。原材料は一緒でも二つの主張はまったく違うものでした。カーペンター・メディア論の神髄は、「ただそこにあるものを自動的に写し取るだけではリアリティに迫れない、あなたが考えて感じて切り取ったものがリアリティなんだ」ということです。

マクルーハンを前面に押し出したメディア論ブームの裏側も教えてくれました。ある日突然、カーペンターとマクルーハンの二人がカリフォルニアの有名出版社から呼び出され、メディア論を社会に広めるキャンペーンへの協力を求められたそうです。カーペンター教授はノーと言い、マクルーハン教授がイエスと言った。マクルーハン・ブームはそこから始まったそうです。カーペンター教授のパートナーは映像人類学の草分けのアデレード・デ・メニル[★38]で、フランスの大金持ちの娘でお金の必要がなかったのが理由で出版社とは付き合わなかったのだそうです。マクルーハンの晩年は悲惨で、各種メディアに引っ張りまわされて体調を崩し、出版社の用意した原稿を棒読みしていたんだそうです。貧困で一家離散、息子は麻薬

★38——Adelaide de Menil　一九三五年生まれ。フランス系アメリカ人の美術品収集家、慈善家、メニル・コレクションの創設者であるドミニク・デ・メニルの娘。

中毒になったとか。

　ともかく、カーペンターはアメリカの文化人類学の草分け的存在で、アメリカ先住民のフィールド調査でその文化に憧れ、膨大なフィールドノートを郵便局に残して消えた人類学者とか、いろいろ興味深い人物のエピソードを話してくれました。その中で一番印象に残ったのは、カール・シュスター[★39]という民俗学者で、ぼくがいたミルウォーキーの出身です。いろんな大学や博物館の教授をしていたのだけれど、ほとんど本を書かなかった。ぼくなんか、非常に共感を覚えますね（笑）。それに彼はゲイで、ぼくは勝手に「アメリカの折口信夫」と言っていますが、ともかく語学の天才で、三十カ国語以上をこなし、世界中からたくさんのシンボルを集めました。

　カーペンター教授は一九九六年にシュスター教授のフィールドノートをまとめて本にしています（*Patterns That Connect: Social Symbolism in Ancient & Tribal Art*）。アメリカの人類学者がフィールドワークをしにいくときは必ず彼にアドバイスを求めたといいます。シンボリズムの研究から、昔は人類は同一の言語を話していたという仮説を持っていたようです。

★39――Carl Schuster　一九〇四～六九。ミルウォーキー生まれの米国の民俗学者。中国を主なフィールドとし、世界中の厖大なシンボルを集めて比較研究した。

ちなみに、カーペンターはとても優しい人で、カール・シュスターを自分のロードアイランドの別荘で看取っている。それだけじゃなくて、著名な人類学者マーガレット・ミードもマクルーハンも、死ぬ間際別荘に引き取り最期を看取っている。看取りの人類学者、アメリカ的野性味と優しさを併せ持つ人だったのですね。

もう一つ忘れられない授業があります。公衆衛生大学院の生態学のリチャード・レヴィンズ★40教授です。当時のハーバードはレッド・パージを受けてマルクス主義者はほとんど追い出されたのですが、進化論でリチャード・レウォンティン★41、経済学でスティーブン・マーグリン★42とハーバードには珍しい共産主義者の三羽ガラスの一翼をになうエコロジストです。三人ともお会いし、マーグリン教授は授業もききました。奥様はインド文化専門の人類学者です。

レヴィンズ教授はコロンビア大学在学中マッカーシズムの追及を受けてプエルトリコに移住し、農民をしたそうで、授業にはその実際の体験が織り込まれていた。栽培植物はそもそも雑草で、収量の多い雑草の選択とその栽培を繰り返すことで形成されたのであり、農業のあらゆる要素はつながっており一部に介入すると全体に影響

★40――Richard Levins　一九三〇～二〇一六。数理生態学者、政治活動家。

★41――Richard Charles Lewontin　一九二九～二〇二一。米国の進化生物学者、数学者、遺伝学者、社会評論家。集団遺伝学と進化理論の数学的基礎の開発を先導し、ゲル電気泳動などの分子生物学の技術を遺伝的変異と進化の問題に応用した。

★42――Stephen Marglin　米国の経済学者。ハーバード大学ウォルター・S・バーカー経済学教授。

すると繰り返し主張された。したがって殺虫剤が巡り巡って虫を増やすことになる。実践と研究から培われたこのような視点や洞察にぼくは深い知恵の力を感じました。世界観がちょうどそのとき併行して学んでいた仏教の縁起思想に似ていたので本人に告げると、嫌がるのでもなく喜ぶのでもなく困った顔で苦笑されました。なにせ弁証法的生物学者（dialectical biologist）を自任し、筋金入りのマルキシストだったからです。彼の生態学的視点は、ぼくにはむしろ仏教徒に近いと思えたのですが。

一度普段から疑問に思っていたことを切り出してみました。数学は0か1かでその間にグラデーションはない。しかし現実の世界はさまざま解釈できるので0が1であっても良い、1が0であっても良い。そんな数学を構築すべきではないかと聞いてみたんです。すると即座に「ぼくはもうつくったよ」とこともなげにloop analysis（ループ分析）[★43]を解説してくれた。その優れたところは定量のみならず質的変化を捉えることができるところだそうです。

噂では世界のすべての政治勢力をこのループ分析でモデル化し、どこから介入すると世界革命が成功するか、日夜シミュレーション

★43——複雑で密な相互作用をもつシステムをその動的特性をふまえてモデル化する手法で、定量的のみならず定性的分析にも応用できる。参考文献：Charles J. Puccia and Richard Levins, *Qualitative Modeling of Complex Systems: An Introduction to Loop Analysis and Time Averaging*. Harvard University Press, 1985.

していると、まことしやかに伝わってきた。

家が近所で、ケンブリッジのハーバード本校からボストンの医学部へのシャトルバスに乗り合わせたところ、黒マジックで消された書類を広げておられ、尋ねてみると機密文書公開期限がきたのでコロンビア大学をパージされたときの書類をＦＢＩから取り寄せたとのこと。あの黒塗りでパージの理由は分かったのでしょうかね。時折健康のため徒歩で学校まで通うことがあり、並んで歩きながらさまざまな質問をしてその知恵に触れ得たことが大変懐かしいです。二〇一六年に八十五歳で亡くなられた。

鎌田　もう一つきいておきたいのは、ハーバードにいた八二年から八三年にかけて、長谷川さんはアレン・ギンズバーグ[★44]とかビートニク[★45]のいろいろな文化人にも会っているじゃないですか。その辺をもうちょっと。

長谷川　ニューヨークでギンズバーグにインタビューしたのは、正確には一度日本に帰ってからアメリカを再訪問した一九八四年です。ニューエイジ[★46]関係の取材は、大学院生時代に続く二年間のボストンの時代と、一度日本に帰ってから一九八四年に再訪問した時の二期

★44——Allen Ginsberg　一九二六〜九七。米国の詩人。六〇年代にはヒンドゥー教、念仏仏教に惹かれると同時にベトナム反戦運動に参加。七〇年代にはチベット仏教に傾倒。

★45——一九五〇年代後半から六〇年代初頭にかけて、既存の価値や社会に向けて批判の目を向けた一群の作家、詩人たち（ジャック・ケルアック、アレン・ギンズバーグ、ウィリアム・バロウズ等々）はビート派と呼ばれた。禅・麻薬・ジャズなどを用いたビート運動を実践する若者たちを、一九五七年に打ち上げられアメリカ社会に衝撃を与えた、ソ連の人工衛星スプートニクにかけて「ビートニク」といった。

★46——ニューエイジ・サイエンスのこと。一九六〇年代の自然回帰を目指したニューエイジ・ムーブメント（新世代運動）が、七〇年代から八〇年代にかけて科学者の理論の中で復活し、ニューエイジ・サイエンスと呼ばれた。中心人物は物理学者のフリッチョフ・カプラ（★58）。カプラは現代物理学の最先端の理論と東洋神秘思想との関係に注目し、全体包括的な世界観を提言した。

に分かれます。
ボストンには　毎週末、世界中からいろいろな人が講演に来ます。その中には、当時、ニューエイジといわれていた運動のさまざまなグループのリーダーが含まれていました。それだけじゃなくて、アムハーストなど郊外の町で面白そうな講演があったりすると出かけていくとかしていました。

鎌田　一九六〇年代のハーバード大学の心理学部には、ニューエイジのグルみたいなティモシー・リアリー[★47]やカウンターカルチャーの象徴的な存在として知られるラム・ダス[★48]がいて、ドラッグを使って意識変容の実験をしていた。その後、二人ともハーバードを追われますが、その名残はずっとあったんですよね。

長谷川　ラム・ダスには会うチャンスはなかったけれども、二回目の米国訪問時にエサレン研究所[★49]のスタニスラフ・グロフ氏[★50]をはじめとする著名なニューエイジのリーダーの大半に会いましたね。
覚えているのは、『エントロピーの経済学』のヘイゼル・ヘンダーソン[★51]。でも、チベット密教とかイスラム教の密教など宗教関係の人も多かったですね。

★47——Timothy Francis Leary　一九二〇～九六。米国の心理学者。ＬＳＤをはじめとする幻覚剤の使用による意識革命をすすめ、サイケデリック運動に大きな影響を与えた。

★48——Ram Dass　一九三一～二〇一九。本名リチャード・アルパート。米国の心理学者。ハーバード大学で、ティモシー・リアリーとともに幻覚剤を使った研究プロジェクトを創設。

★49——カリフォルニア州・ビッグサーにある「人間の潜在的可能性を探求する、滞在型の宿泊施設」として一九六二年に誕生。ボディワークをはじめ、心理学、ヨガやダンス、太極拳、音楽、アートなどさまざまなワークショップが開かれ、世界各国から人びとが集まる。研究所の名前は、この地に暮らしていたネイティブ・アメリカンのエサレン族から取られている（ＧＲＯＵＮＤＷＯＲＫ　ＨＰより）。

★50——Stanislav Grof　一九三一年生まれ。チェコのプラハおよび米国でサイケデリックドラッグを用いた心理療法を続ける。トランスパーソナル心理学の先駆者の一人。

★51——Hazel Henderson　一九三三～二〇二二。英国生まれ、後に米国に移住。未来学者。環境問題の市民運動をはじめ、さまざまな平和活動に従事した。

鎌田　そこから長谷川さんがキャッチした新しいヴィジョンというか、方向性はなんだったのですか。

長谷川　鎌田さんと出会った一九七〇年に至る国際的な潮流が、さまざまな分野で、新しいすごく大きな地殻変動を起こしているなと感じたのです。ちょっと先走って言うと、日本に帰ってきてからそういう動きを紹介し始めたときに共通する世界観の転換を感じたのです。その頃日本で第九回トランスパーソナル国際会議[★52]が開かれたんですよ。

鎌田　一九八五年。たしか京都の国際会館でやったのですね？

長谷川　ぼくは、その前の年の一九八四年にそのプログラム委員に頼まれて、参加者の出演交渉にアメリカに行ったんです。実は参加者のほとんどが、このニューエイジの関係者でした。さらにそのチャンスを利用して有名なニューエイジのリーダーたちを、カリフォルニア、ニューヨーク、ミネソタ、ボストンに訪ねて、全部で十数名にインタビューをしました。

★52——一九八五年四月二十三日から二十九日まで京都で開催。参加者は、スタニスラフ・グロフ（精神科医）、ラッセル・シュワイカート（宇宙飛行士）、フランシスコ・ヴァレラ（生物学者）、ジョン・ウィアー・ペリー（精神科医）、ドーラ・カルフ（臨床心理学者）、エリザベス・キューブラー＝ロス（精神科医）、河合隼雄（ユング心理学）、玉城康四郎（仏教学）、樋口和彦（ユング心理学）など。同会議は、一九六〇年代にアブラハム・マズローらによる人間性心理学に飽き足らず、トランスパーソナル心理学を提唱したスタニスラフ・グロフらによってはじめられた。個人の意識を超え宇宙の意識に迫ることに関心のある心理学者のみならず人類学者、教育者、宗教家などによる国境や学問領域を超えた交流活動をなした。

ニューエイジ・サイエンスとヒッピー・ムーブメント

鎌田　長谷川さんは滋賀医科大学で臨床、教育、研究を進めつつ、『現代思想』や『理想』といった雑誌に医療人類学などの問題を精力的に書いていく。この辺の執筆にはどんなきっかけがあったのですか？

長谷川　八五年につくば科学万博があって、アメリカの新しい思想的潮流と新しい科学の動向に関心が持たれ始めていたんですね。ところが、その辺のことを書ける人がまだあまりいなかったから、ぼくが雑誌に何か書くといろいろなところから次々発注が来た、という感じでしたね。

たとえば、生命地域主義（バイオリージョナリズム）★53という新しい活動があったのですが、それについて朝日新聞で紹介すると、続いて読売、毎日……と順番に記事を発表するとか、あるいはニューサイエンス――ぼくはニューエイジ・サイエンスと言ってましたけど――についても、ぼくがかなり早くに発表したんですね。

鎌田　日本におけるニューサイエンスの紹介者ですよね。それが一

★53――米国のエコロジスト、ピーター・バーグ（★61）によって提唱された、その土地の特性や自然の持続性を損なわないような生活様式を構築していこうという試み。

九八四、五年。私が『現代思想』などに書き始めたのが八三、四年だから、同じ時期に『現代思想』に名前が載っていた。まあ、これは後で調べて分かったことで、アメリカ帰りの医療人類学や新しい公衆衛生に関わる分野のオピニオン・リーダーであり紹介者として登場してきた長谷川敏彦と、二十年近く前に出会っている長谷川敏彦とはまったく違う存在だと思っていた。

長谷川　ぼくはその頃、こっそり鎌田さんの講演をききにいっていたんですよ。多分一九八六年頃のこと。

鎌田　らしいですね。早稲田の奉仕園でしょう？　浅羽通明（あさばみちあき）がやっていた「みえない大学本舗」[★54]の講演会。

長谷川　そうそう。家が近くだったので。たしか「偽学生マニュアル／ニセ学生の勧め」みたいな話で、それは自分がハーバード・MITでやっていたことと同じじゃんと思って。

まさかそこで講演していた大教授の鎌田さんが、駆け落ちで逃げてきた、髪ぼうぼうのヒッピーのような鎌田さんと同じ人だとは思わなかった。結局十二年後、一九九八年にやっと、共通の友人の映画監督の大重さんを介して再確認したんですよね。

★54――浅羽通明の主宰で、小松和彦、山折哲雄、赤坂憲雄、宮田登、鎌田東二らの連続講演会を行なう。

鎌田　私も長谷川さんの存在をちゃんと認識していなかった。むしろその後に出てくる千葉大学の武井秀夫さん[★55]の、アマゾン川奥地をフィールドワークした医療人類学的な、あるいは文化人類学的な研究と医療との関係性に非常に興味を持った。

私自身は身心変容技法の研究をずっとやってきたわけですが、医学、医療においても、先ほど出てきたトランスパーソナルな領域に薬草とかドラッグがどう関わるのかというのは、民俗医療の立場からすれば非常に重要な問題になる。

たとえば、カルロス・カスタネダ[★56]の『呪術師と私——ドン・ファンの教え』の原著 *The Teachings of Don Juan* は一九六八年の出版で、日本では浅間山荘事件の起こった一九七二年に翻訳が出て、私も買ってすぐに読んだ。今では、ヤキ・インディアンのドン・ファンと呼ばれる呪術師は実在しなくて、その聴き取り、インタビューやフィールドワークの経験と記録はフィクションだとされていますが、当時は、「参与観察」とか、「潜入調査」とかが大流行でもあったから、その先駆けで、多大な刺激と影響を世界中の若手人類学者や宗教学者、社会学者や芸術家に与えたと思います。中沢新一や島田裕

★55——たけい ひでお。文化人類学者・医療人類学者。千葉大学名誉教授。

★56——Carlos Castañeda　一九二五（三一とも）～九八。ペルー（ブラジルとも）に生まれ、のち米国に移住。UCLAで文化人類学を専攻。ヤキ・インディアンのもとで修行を積んだ呪術師ドン・ファンの経験を書いた〈呪術師ドン・ファン〉シリーズは大きな話題を呼んだ。

巳などもその一人だった。そして、アマゾンやペルーの奥地に潜入して、アヤワスカなどの薬草を摂取して、身心変容や意識変容の体験をする若者も少なからずいて、今に至るも影響力を残していますね。

ともあれ、そこで再注目され始めた伝統的な医療にもいろいろなやり方があり、そこに瞑想みたいなものが絡まってくると宗教儀礼も関わってくる。その辺から武井さんの仕事に興味を持った。でも、その時はまだ長谷川さんの仕事には目が届かなかった。

長谷川　哲学系の雑誌『理想』、そして新聞にニューエイジ関連の紹介論文をたくさん書きました。鎌田さんは『理想』の人類学特集号に、ぼくと武井秀夫さんと並んで出ていた医療人類学の論文を読まれましたか？　続いて心理学の特集に「現代心理学の失われた還――変容した意識をめぐって」と題するドラッグやシャーマニズムについて、宗教学の特集に「鉄の鳥が翔ぶとき、白鳥は――米国社会における仏教の展開」と題する米国の禅やチベット仏教の現状について三部作を書きました。そのほか『現代思想』にはニューエイジ科学の総説やグレゴリー・ベイトソン[★57]の業績紹介などを次々発表しました。その年末の朝日新聞の書評に哲学担当の記者西島健氏が、ぼく

★57――Gregory Bateson　一九〇四～八〇。文化人類学者。人類学だけでなく社会学や言語学、生態学、心理学など横断的な足跡を残した。

とスキゾキッズの浅田彰さんを並べて取り上げてくれました。

今、コロナに続いて、ウクライナ・ガザ戦争が勃発し、時代が大転換したことが誰の目にも明らかとなった。近代はその成立からほどなく、十九世紀末にはもうその哲学者や歴史家によって終焉を宣告されました。日本でも、ナショナリズムに押され、第二次大戦中に近代の超克論とか称してたいそう議論されました。しかし第二次大戦に圧勝しイギリスの覇権を引き継ぎ、近代文明そのものを体現したアメリカで、新たな展開を見ました。

先に述べたように、一九五〇年代西海岸で、少数だがもっとも敏感な詩人たちによって、「ビートニク」という西洋文明に対する対抗文化運動が始まりました。それは東海岸のジャズ音楽や前衛芸術運動とも呼応し、西海岸に移動しました。リーダーの大半はのちに禅かチベット密教の仏教徒になっています。一九六〇年代ベビーブーマーが思春期に達すると、今度は大衆としての対抗文化、「ヒッピー運動」がカリフォルニアの大学生を中心に、サンフランシスコの下宿先へイト・アシュベリー街で爆発。このときはロック音楽と麻薬を随伴していました。そして背景には前述の一九六八年革命の若者

★58――Fritjof Capra　一九三九年生まれ。オーストリア出身の米国の物理学者。ニューエイジ・サイエンスの代表的論客で、『タオ自然学』（一九七五）は世界的ベストセラーとなった。
★59――Lynn Margulis　一九三八～二〇一一。米国の生物学者。真核生物の細胞小器官は、異種生物が細胞内に取り込まれ細胞内で共生することにより生じたとする「細胞内共生説」を唱えた。
★60――Francisco Varela　一九四六～二〇〇一。チリの生物学者。人間の体内の細胞は内部のメカニズムによって自己創出

の実存的な問いがありました。

そしてそれが一九七〇年代には「ニューエイジ運動」として、医療・科学・農業・心理学・芸術・宗教・環境運動そしてビジネスと社会の各セグメントに拡大したのです。アップルのスティーブン・ジョブズCEOはその産業界での申し子でもあります。ぼくは、科学界では、『タオ自然学』のフリッチョフ・カプラ氏[★58]、共生的進化論のリン・マーギュリス教授[★59]、自己組織化論のフランシスコ・ヴァレラ氏[★60]、生命地域主義（バイオリージョナリズム）のピーター・バーグ氏[★61]、エコロジー神学者のトーマス・ベリー氏[★62]、詩人のダイアン・ディ・プリマ氏[★63]、詩人のゲーリー・スナイダー氏[★64]、サンフランシスコ禅センターでヒッピーらに説教した片桐大忍老師[★65]、エサレン研究所でトランスパーソナル心理学者のスタニスラフ・グロフ氏らにインタビューして記録を取っています。さらに多くのリーダーたちと対話することができました。

エサレン研究所を、マズローの人間性心理学推進のために設立した、マイケル・マーフィー氏[★66]とはスキャンダルにまみれていた最中のサンフランシスコ禅センターのリチャード・ベイカー老師[★67]とともに自宅でお会いしました。ちなみにマーフィー氏は映画の『エデン

するという〈オートポイエーシス論〉を提唱した。

★61——Peter Berg　一九三七～二〇一一。プラネット・ドラム協会の創始者で、地域生命主義の提唱者。

★62——Thomas Berry　一九一四～二〇〇九。神学者・環境思想家。

★63——Diane di Prima　一九三四～二〇二〇。米国の詩人。五〇年代のニューヨークのビート・シーンで精力的な創作活動をした。二〇〇九年、サンフランシスコの桂冠詩人に選ばれた。

★64——Gary Snyder　一九三〇年生まれ。ギンズバーグ、ケルアックと並ぶビート・ジェネレーションの代表的な詩人。日本で十年以上も禅仏教の修行をした。

★65——かたぎり だいにん。一九二八～九〇。曹洞宗の僧侶。一九六三年、ロサンゼルスに禅の布教のために日本から派遣される。サンフランシスコ禅センターで活動した後、ミネソタに移り、ミネソタ禅瞑想センターの初代住職となる。

★66——Michael Murphy　一九三〇年生まれ。一九六二年、スタンフォード大学時代の友人リチャード・プライスと共にエサレン研究所（★49）を創設。

★67——Richard Baker　一九三六年生まれ。サンフランシスコ禅センターの初代堂頭、鈴木俊隆（一九〇五～七一）に師事し、同センターの後継者となる。

の東』で、ジェームズ・ディーンが演じた孤独な若者キャルのモデルで、当時民間外交を進めており、ソ連邦の崩壊が近いことを何度も繰り返し語っていました。インテグラル理論で有名なケン・ウィルバー氏[★68]とは、サンフランシスコ・ベイブリッジの近くの高級住宅地、トランスパーソナル心理学者フランシス・ヴォーン氏[★69]の自宅で一緒にお会いしました。写真の印象より温和な物腰で意外でした。

サンフランシスコでマーフィー氏に会った夜は一九八四年十一月の満月、最後にニューヨークのアレン・ギンズバーグ氏に会ってアメリカを離れたのは十二月の満月。このひと月はぼくにとって怒濤(どとう)の出会いでした。

これらのインタビューや思想そして活動をつなぐと、人類の未来が見えてきそうです。もちろん、その一部に二十一世紀の医学、医療の未来は入っているはずです。鎌田さん、宗教はどうなんでしょうか？

★68――Ken Wilber　一九四九年生まれ。米国の哲学者・心理学者・宗教者。トランスパーソナル心理学の代表的な理論家。

★69――Frances Vaughan　一九三五～二〇一七。トランスパーソナル心理学の先駆者で、トランスパーソナル心理学研究所の創設者の一人。

公衆衛生学と医療人類学

鎌田　宗教は激しく揺れ動きますが、世界情勢に大きな影響を与えると同時に、闇や負や暴力の側面もはっきりと見せつけましたね。今なおそうです。

　ところでミルウォーキーで、専門の外科医として五年間きわめてストイックな修行僧のようなレジデント生活を送り、その後ボストンへ行き、一年目は修士号を取るための勉強とアルバイトに明け暮れ、あとの二年間は他学部の教授や学生たちと交流したりして、その時代の最新潮流の思想を学んだ。その両方が、やがて医療人類学というものにつながっていくわけですね。

長谷川　はい、確かに医療関係の社会科学に関連しては、アーサー・クラインマン[★70]教授から医療人類学の、スタンリー・ライザー[★71]教授から医学史の正式の一セメスターコースを受講しました。

鎌田　毎日毎日目の前に世界中の極上の知的な料理が並んでいて、それを自分で選べる。それは楽しくてしょうがないですよね。

　ちょっとお聞きしておきたいのは、近代における医学が果たして

★70——Arthur Kleinman　一九四一年生まれ。米国の精神科医。医療人類学の第一人者。著者に、*The Illness Narratives: Suffering, Healing, And The Human Condition*, 1988（邦訳『病いの語り——慢性の病いをめぐる臨床人類学』江口重幸ほか訳、誠信書房、一九九六）ほか。

★71——Stanley Joel Reiser　一九三七年生まれ。医学史家。医療技術発展の歴史を研究。

きた役割について、タルコット・パーソンズ[72]が医療社会学として基礎的なモデルをつくりましたね。パーソンズは、一九五一年に出した*The Social System*（一九七四年に『社会体系論』と題して邦訳）で「医師役割」と「病人役割」の概念を核として医療社会学を切り開きます。彼は、病気は生物学的な状態だけでなく、社会的な状態でもあると捉えた。病人にも社会的な役割期待が向けられていることに着眼したのは、当時、とても斬新でした。パーソンズは「健康絶対主義」には懐疑的で、健康を含む多様な価値のバランスを重視し、バランスが損なわれることが病気であるとみるのですが、この点は、今から見ても、評価できる。

そうした医師／病人役割モデルを、一九六〇年に出した「Client Control and Medical Practice」と題する論文で、真っ先に専門職権力の押し付けと批判したのが社会学者のエリオット・フリードソン[73]でした。その後、七〇年代半ばから八〇年代前半にかけて、医療人類学やNarrative Based Medicine（NBM＝患者の語る物語に基づいて治療を組み立てる医療）などの領域から権威主義的な医師役割論への反省と批判が出てきてポストモダンのほうへ展開していく流れが出てきました。

★72——Talcott Parsons　一九〇二〜七九。米国の社会学者。病人役割の概念を、社会学上の問題として真正面から取り上げた。

★73——Eliot Freidson　一九二三〜二〇〇五。米国の社会学者。医療現場においては、「医者と患者の権力関係」がパターナリズムであると指摘。

長谷川さんは、パーソンズ流の医者・病院の役割論をどういうふうに思っていますか。

長谷川　当時、パーソンズ流の医者・病院の役割論はもう考え方のベースになってしまっていてその弟子の社会学者、ペンシルベニア大学のルネ・フォックス教授[★74]に研究と生命倫理のお話を伺いに行ったこともあります。文献のやりとりもしていました。米国ではさらに医療人類学が注目を浴びていました。社会学はいわば西洋社会文化を規範に置いた人類学なので、当時はむしろ踏み込んで文化の多様性から学ぶという風潮だったように思います。

そもそも、公衆衛生という学問自体がメタサイエンスなんです。特に定量的な生物統計――バイオ・スタティスティック――とかエピデミオロジー（疫学）などでの分析を基本に、その他にマネジメント・サイエンス、経営学なども使うわけですが、さらに社会学や人類学や心理学などのアプローチも用いる。つまり、個人を治すのではなく集団全体としての健康を高めていくというのが公衆衛生学の体系なんです。ですから、公衆衛生に関する議論の中に人類学や社会学の話もしばしば出てきた。必要であれば何でも使います。

★74――Renée Fox　一九二八〜二〇二〇。米国の医療社会学者。ペンシルベニア大学名誉教授。

ただ、アメリカへ行って思ったのは、同じ近代西洋科学的医学でも、臨床に応用されればアメリカの医学と日本の医学とはまったく違うということです。その理由の一つは文化的な要素。たとえば、痛みに対する反応なども民族によってまったく違う。黒人は強い反応を示す。白人の中でも、ドイツ系、アイルランド系、イタリア系などで微妙な違いがある。上から順に我慢強い。米国のような多民族社会では、このような違いを考慮しなければ、重篤な疾患を見逃したり、軽症の腹痛を虫垂炎と取り違えて緊急開腹手術を施行する過ちさえ犯しうる。

鎌田　痛みに対する反応の違いとしてよく言われるのは、アメリカ人には肩こりが見られない、日本特有のものだ、と。

長谷川　象徴人類学者の大貫恵美子さん[★75]が肩こりの論文を書いていて、日本人に特徴的だとしていますね。欧米人は肩がこらない。それに、病気の表象の仕方も違う。最近では欧米でもこる人が出始めているようですが。日本の生活スタイルからくる屈筋伸筋の使い方の違いが関係しているという仮説があります。

鎌田　そういう病気の文化的差異・地域的差異についての研究や論

★75――おおぬき えみこ。一九三四年生まれ。象徴人類学者・歴史人類学者、医療人類学者。米・ウィスコンシン大学ウィリアム・F・ヴァイラス研究専任教授。アメリカ学士院正会員。

考が、その当時の公衆衛生学の分野でも盛んに出ていたんですね。

長谷川　医学界全体です。そういうことで、米国留学最後の二年間で医療人類学関係の人にはかなり積極的に会いました。

鎌田　長谷川さんは、『病いの語り』（六五頁★70参照）を書いた医療人類学のアーサー・クラインマンとも会っているんですよね。

長谷川　ええ、先ほど言ったように授業を取っていたし、精神科医でちょっと神経質なところがあるけど、個人的に親しくなりました。

鎌田　クラインマンは中国のこともかなり研究していて、東アジアの他の地域と比べながら、病いを抱えた患者やその家族の語りに着目して、それぞれの地域における病気に関するナラティブの持つ意味をずっと辿っていく。その当時のクラインマンの視点のユニークさはどういうところにあったのですか。

長谷川　後にＥＭ（explanatory model）といわれる説明モデルを提案したことです。現在では日本の医学教育でも使われています。医療行為は伝統医学、近代医学などそれぞれの世界観の体系である説明モデルに基づいているとして、医療を相対化する方法を彼は提案したわけです。患者は自ら体調の不良を病い（illness）と思って治療者のとこ

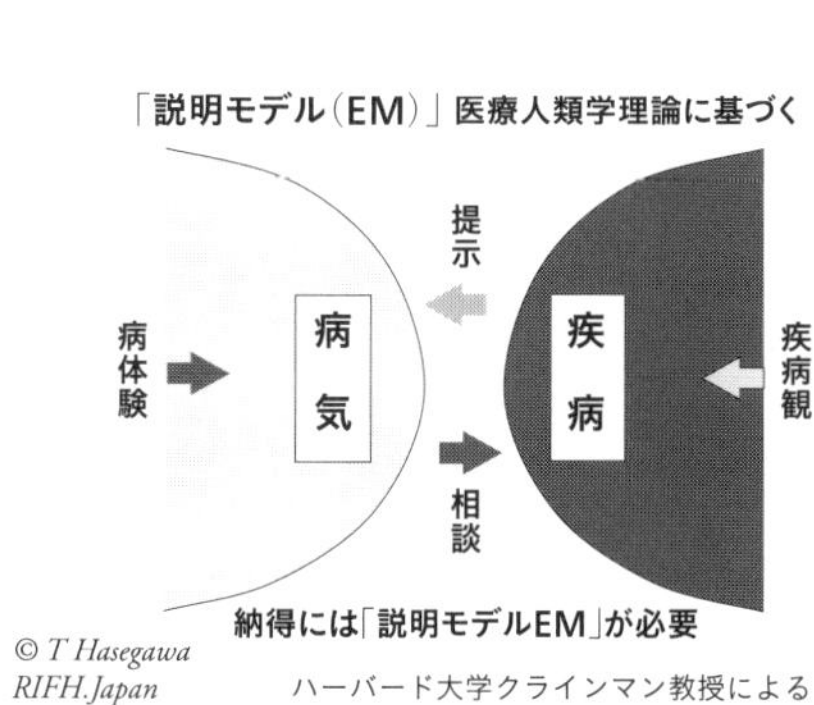

ろへ来るのであって、それをプロフェッショナルな治療者がそれぞれの説明モデルに基づいて疾患（disease）として診断する。その場合、漢方と西洋医学とではそれぞれ疾病の概念、説明モデルが違う。クラインマンは患者側は自分が持っている説明モデルに合致したほうを納得して選択するのだとするモデルを提唱したわけです。

鎌田　その後、そのモデルが一般的な医学教育の中で扱われるようになったわけですね。

長谷川　はい。オスキー（OSCE）という臨床能力評価の練習の中に組み込まれています。

鎌田　医療人類学を日本に紹介したのは長谷川さんだといわれていますが。

長谷川　もちろん研究しておられた方は一九七〇年代からありました。ぼくは研究と実践を推進するための国際シンポジウムを企画しました。帰国後大学勤務の後に当時の厚生省に移った頃、最初の仕事が国立がんセンターの企画室長で、まだ仕事に余裕があって、一九八六年から八七年の三カ月の間に二つの国際会議を開いたのです。最初のテーマが医療人類学で、多分、系統的に医療人類学を日本に紹介したのはぼくが初めてだと思う。
その会議を開くために、飛び込みでいろいろな会社に寄付をお願いしたんですけど、「長谷川という役人が金集めに回ってるらしい」と、詐欺か何かと間違えられたらしい（笑）。
ともかく、短期間に数千万円集めて、医療人類学の国際会議を開いた。その数カ月後に、今度は医療経済、医学判断学、技術評価などのいわゆる公衆衛生的な国際会議をやりました。医療人類学ではハーバードのアーサー・クラインマンを呼んだりしたのですが、国内からは中川米造[76]さんにも手伝ってもらいました。

鎌田 中川米造さんは阪大の医療哲学の先生ですね。阪大の医学概論・生命哲学の澤瀉久敬[77]さんの門下生で後継者。中川米造さんはその分野で大変重要な仕事をした人ですね。

長谷川 医療と関連する文化系の学問をいろいろ一緒にやられた方で、医学史に大変造詣が深く、医療人類学、医療社会学をいち早く研究され日本に紹介されました。

鎌田 中川米造さんは、京大の医学部を出て、衛生学教授の左派系のバリバリ、森永ヒ素ミルク中毒事件原告の丸山博[78]教授の研究室の

★76――なかがわ よねぞう。一九二六〜九七。医師・医学者。大阪大学医学部教授を長く務め「医学概論」を確立。一九八八〜九一年まで滋賀医科大学でも教授を務めた。

★77――おもだか ひさゆき。一九〇四〜九五。フランス哲学者。一九四一年、日本で最初に大学医学部で「医学概論」を講義した（於：大阪帝国大学）。

★78――まるやま ひろし。一九〇九〜九六。元大阪大学医学部教授。一九六九年の第二十七回日本公衆衛生学会で「14年目の訪問」（森永ミルク中毒事後調査の会）を発表し、一九五五年に起きた森永ヒ素ミルク中毒事件の調査、救済、責任問題に道を開いた。

助教授となり、のちに修士号コースの立ち上げとともに医学概論の教授になった。マスコミでも大活躍し、授業も上手で名物教授でした。阪大の澤瀉さんの下で医療哲学や医療人類学、そして同じ阪大の鷲田清一さんなどにつながる臨床哲学を手がけた。さらには生命哲学や生命倫理の問題も含めて、環境医学にも幅広く手を広げるという、非常に重要な役割を果たしました。その辺りの分野は阪大が一つの拠点になりました。

長谷川　のちの人間科学部の創設とともにいまだに阪大はリードして発信を続けているのじゃないですか。中川さんの弟子でたくさん活躍しておられる方がいます。

それからぼくは、医療人類学に続いて、医療の技術評価、医療経済学の三つをカバーする国際会議を開いたのです。

その国際会議を開いてみて、医療の変革には、さらに学問領域を広げる必要を感じました。そこで一九八八年に、フォーラム・メタメディカ（Forum Metamedica）というまったく新しい概念の研究施設型大学院大学を構想しました。

鎌田　えっ、「メタメディカ」？　それは何ですか？

長谷川　医療に関連する社会科学、つまり医療人類学、医学史学、医療倫理学、医療経済学、医療情報学、医療心理学、医療の技術評価などを横断的につないだ学際ネットワークの構想です。

鎌田　一体何を目指していたのですか。

長谷川　今でこそ医療倫理学・医療経済学はそこそこ発達してきましたが三十年前の当時、これらの学問群はまだまだ活動を開始していなかったのです。そして「技術は発達し医療が複雑になったのに医師はカルテばかり見ていて患者と話さない」と、今批判されているような医療の在り方を問われる状況が始まっていました。ぼくは、ある分野が大転換するときは、内部からだけの視点では方向を見誤る、外部からの知恵を借りて転換を遂げなければと考えたのです。

幸いこれらの分野では国内外の人脈があり、研究会や国際シンポジウムなどを開催したのですが、ここで一挙にまとめて学問ネットワークとして前進させる必要があると考えました。ハーバード大学で知り合った科学史家、東北大の吉田忠教授[★79]と組んで、新概念を練り上げ、ちょうどバブルの真っただ中だったので、資産家を回って寄付を募りましたが、見事失敗しました。ちょっと早かったのかな

★79――よしだ ただし。一九四〇年生まれ。科学史家。東北大学名誉教授。

――実は今こそこれが必要と確信しています。新しく宗教の課題や進化生態医学、医療政策学などを加えて。

メタメディカというのはギリシャ語で形而上学をメタフィジックス、つまり物質を超えた、物質についてのというふうに使われるように、医療を超えた医療についての、という意味です。文法的にはメディクムというのが正しいようですが。東北大の吉田忠教授に用語をまとめていただきました。鎌田さんにも助けてほしいな。

鎌田 実に先見の明のある、今こそ必要な考えですね。もちろん何か役に立ちたいですね。

長谷川 実はこれまで人生で一度だけ医療人類学のフィールド調査をしたことがあるんです。人生でもっとも自由な二年間に、ボストンの教会でカトリックの神父さんによるカリスマティック・ヒーリング(Charismatic Healing)を実地調査して研究し、論文「Christian Healing」にまとめました。いまだに発表していなくて死蔵しているのですが。国際的にも著名だった、エドワード・マクダナ神父さん[★80]による癒しのミサ(Healing Mass)です。教会で賛美歌が始まると、前列にいた信者さんたちが次々と恍惚(こうこつ)状態に入り、そして神父さんが信者の中に

★80――Edward McDnough 一九二一〜二〇〇八。カリスマティック・ヒーリングで著名なカトリック神父。

進み出て、聖水を祭器から振りかける。そうすると、何十人もがバタバタと床の上に倒れ、トランスに入ってしまう。次いで神父さんが椅子に座って瞑想に入り突然遠くを指さして「赤い靴を履いた人、前に出てきなさい。あなたのがんは治った」と叫ぶんです。すると万雷の拍手の中で赤い靴の女性が壇上に上がり、実はがんで悩んでいると告白する。近代のアメリカ社会ではありえないような光景が目の前で繰り広げられたのです。

その教会は癒しの神父で有名で、ミッションヒルにあるのでミッション教会と呼ばれ、しかも信じられないことに西洋医学の世界的な中心地であるハーバード大学医学部からたった四〇〇メートルのところある。参加者の多くはごく普通の白人で、定期的にミサが行なわれ、白昼にこのような光景が繰り返されている。後でわかったことですが、カトリックではペンテコステ派[★81]と並んで癒しのミサが盛んで、全米で千を超える活動をしているのだそうです。イエス・キリスト自身も、按手（あんしゅ）（laying on of hands）で奇蹟的に病人を治し布教したと聖書に書かれています。このような活動は、永らく信者獲得の重要な手段であったと思われます。

★81——プロテスタント会派の一つ。アメリカで始まったペンテコステ運動から生まれた。

しかし近年のカリスマティック・ヒーリングの運動は新しく、ペンテコステ派は一九六〇年にカリフォルニア州でデニス・ベネット牧師が始め、カトリックでは一九六七年にピッツバーグのデュケイン大学で始まって全国に展開して、一九七五年にはバチカンも認め世界中に広がっているようです。さらにルター派や、メソジストなどプロテスタントにも広がりを見せています。カリスマはギリシャ語の charismata（*χάρισμα*）で、ラテン語の gratia、英語では grace、つまり神の恩寵を意味します。後でインタビューした人も含め神父さんが口をそろえて言うには、私が治しているのではない、私はチャンネルにすぎない。神の限りない愛・恩寵が癒しをもたらすのだと。

この研究を始めたのは、実はオリビア・チーバーというボディワーカーと、リチャード・カッツ教授[★82]による医療人類学の授業で知り合って、意気投合して共同研究をしようということになったからです。カッツ教授はカラハリ砂漠のクン族の癒しを研究していて、癒しは変容（healing as transformation）という結論に達し、フィールド調査をまとめた『沸騰するエネルギー（*Boiling Energy*）』という本を出されたばかりでした。チーバーさんは名家の出身で、曾祖父はハー

★82——Richard Katz　臨床心理学者・文化人類学者。カラハリ砂漠の狩猟採集民の癒しのダンスをフィールド研究の対象とし、医療人類学の研究をまとめた。

バード大学の外科の二代目の部長、お父さんはボストン大学、お母さんはラドクリフ大学の教授という一族なのですが、本人には人の死を予知できる能力があり、母の死を予知したことが辛くて、能力を消したと言っていました。しかし霊能が復活し、ボディワーカーとして再出発し、フェルデンクライス・メソッド[★83]のインストラクターを始めるに当たってもう一度博士課程大学院に入り準備をしているとのことでした。チーバーさんは、クライアントの体に触れると映画を観るようにその人の過去が映像となって目の前に現れるのだそうです。

一九八三年の五月から六月に、手分けして四カ所で行なわれたキリスト教のヒーリングサービスのフィールド調査、五人のヒーラーのインタビュー、カトリックの教区の担当者を含む七人の関係者のインタビューを行ないました。インタビューでわかったことは、マサチューセッツ州の約四百の教会の半分以上で癒しのミサが行なわれており、五十名以上の聖職者が関わっているとのことでした。癒しの能力を持つ神父さんにヒーリングの能力には訓練が必要なのかと尋ねたところ、なろうと思ってなったのではなく、練習したわけ

★83——物理学者で柔道家のモーシェ・フェルデンクライス(Moshé Feldenkrais 一九〇四～一九八四)によって、一九四〇年代に体系化された身心技法。現在は世界中に広がっている。

でもなく、信者に治してくれと頼まれ、やってみると突然能力があることがわかりびっくりした。今日でも自分が治そうと力むとかえってうまくいかず、神に委ねることが大切だと話してくれました。

カトリックのボストン教区の宣伝責任者にカリスマティック・ヒーリングの是非を尋ねたところ、答えは単純で信者が増えるのならいいことだと、割り切った考えに驚きました。マサチューセッツ州にはもう一人世界中から信者を集めるスター、癒しの神父、ラルフ・デオリオ神父[★84]がおられ、運良くウースター市郊外で開かれたミサにも参加することができました。そちらは大規模で、大きな集会場の講堂を貸し切り、全国全世界からバスを連ねて数千の信者が集まっており、全国にテレビ中継されていました。マクダナ神父よりパワフルな感じで、全身に東洋医学でいう気をみなぎらせているような感じでした。さらにもう一人印象的だったのは、ニューヨーク大学看護学部の看護師ドロレス・クリーガー教授[★85]です。ニューヨーク大学の教授室でお会いしました。アメリカ神智学協会元会長の心霊治療家のドラ・クンツ氏[★86]とともに、人間の看護の原点である手当ての原理を、日常のケアの中でも応用できる手法、「タッチによる治

★84——Ralph DiOrio　一九三〇～二〇〇八。国際的に著名なカトリックの癒しの神父。

★85——Dolores Krieger　一九二一～二〇一九。ニューヨーク大学看護学部名誉教授。自己治癒力を高める手当て療法の一つセラピューティック・タッチ（TT）の創始者。

★86——Dora Kunz　一九〇四～九九。米国の霊能者。クリーガーとともにTTを創設。

療」（Therapeutic Touch）を編みだし、それを正規のカリキュラムに含めて教えている看護学校も多いそうです。手法は簡単で、患者の身体から少し離れたところに手をかざすとヒューマン・エネルギー・フィールドを感じ取ることができ、その乱れを整え治療するという手かざし療法です。この方法が開発されたのが一九七〇年代初頭ということは、一九六〇年代に始まったカリスマティック・ヒーリングの影響か、自立を目指すニューエイジ科学運動がその背景にあるのではないかと考えられます。

ハーバード大学医学部のすぐ横で行なわれているのはショッキングでしたが、これに類する治療は世界中、いわゆる先進国でも途上国でも認められます。日本だと野口整体が有名で、野口晴哉[★87]が一九二三年の関東大震災の後、手かざし療法による愉気と活元運動を始めました。

鎌田　それに関連して、のちの世界救世教の岡田茂吉[★88]は、一九三五年から手かざし療法（浄霊）を始め、真光教や神慈秀明会などはそれを継承して今に至っています。

長谷川　ぼくのフィールド研究や世界の現状を俯瞰（ふかん）してみると興味深

★87――のぐち はるちか。一九一一～七六。「気」の概念を基に開発した健康実践法の「野口整体」の創始者。

★88――おかだ もきち。一八八二～一九五五。世界救世教教祖。一九二〇年、大本教入信。一九三一年六月十五日、千葉県鋸山山頂で「夜昼転換」を体得。一九三五年、大日本観音会設立。手かざし（浄霊）、自然農法を提唱、実践。一九四二年『明日の医術』を刊行。

いことが分かります。シャーマニズム・変性意識・催眠は、おそらく人類の誕生以来用いられてきたもっとも古くもっとも長い治療法ですが、今日もいまだに用いられていることです。これらの療法が有効かどうかの評価は大変コントラバーシャル（議論の的）です。カトリックや治療法の開発者は、有効でいくつかの奇蹟的成果があったと主張する一方、一九七〇年代より盛んになったＥＢＭ信奉者は科学的根拠を欠くと言い、元ステージマジシャンであったジェームス・ランディ[★89]は一九八七年の著書『信仰治療者（*The Faith Healers*）』の中でほとんどは自分が使っていたマジックのトリックで説明できるといっています。

ＥＢＭの科学的根拠の証明法は、二重盲検無作為化比較試験が理想とされています。これまで医学の権威が新治療技術を開発し、自分も有効と信じた治療法が、後に無効と判明した例が、近代西洋医学の中であまりにも多かったので、苦い歴史に自戒を込めて開発された手法です。この方法で証明されれば確かに物質的世界での有効性は存在することになります。ただ実は、この証明法の必要性を根拠づける理論そのものが、物質世界だけでない効果がありうること

★89――James Randi　一九二八〜二〇二〇。奇術師。霊能力詐欺を暴くことに心血を注いだ。

を白状しています。偽薬効果（Placebo Effect）です。事実、痛み止め薬は薬理効果がないプラセボでも四〇％の人に有効です。ならこの効果を使わない手はないでしょう。人類は誕生以来シャーマンらによってそうしてきたのですから。心の病の時代、高齢者の治療では構造的に客観評価が困難です。患者も評価システムの一部をなすため、本人自身のやる気が結果を大きく左右するからです。またゴールは本人の価値観により可変だからです。ますます逼迫（ひっぱく）する医療資源の下、患者さん自身の動機づけにも評価は必要です。これまでの古典的手法ではない新しい二十一世紀の評価方法が求められます。このように四十年前の医療人類学のフィールド調査は、今日までぼくに問題提起をし続けています。

医療行政官になる

鎌田　帰国してからのことに少し、時間を戻します。帰国は一九八三年の夏。そのまますぐに滋賀医科大学の外科の助手になったんですか。

まで来られて。

長谷川　ええ。滋賀医科大学の教授がわざわざリクルートにボストン

鎌田　大学では授業も？

長谷川　大学だから、研究と臨床と教育の三つをやらないといけない。

鎌田　大学病院の外科医としての勤務をしながら研究をして論文を発表する。教育としては何を科目担当したのですか。公衆衛生学？

長谷川　いや、外科学です。いろいろ教えましたけれど、おそらく当時としては方法論が新しかったんじゃないかな。ぼくがアメリカで学んだプロブレム・ベースト・ラーニング[★90]（ＰＢＬ）というのは、まだ日本で始まっていなかったと思います（Howard H. Barrows, *The Tutorial Process. Springfield, Illinois: Southern Illinois University School of Medicine*, 1988）。

患者は病気を持ってくるのではない、プロブレム（問題）を持って相談に来る。プライマリー・ケア（総合的診療）の医者であれば特にそうですが、患者個別の訴えというのは、大半はいわゆる疾患じゃないんです。

上司に怒られたから頭が痛いとか、九五％くらいは心の不調なんですね。まさしく、そこで先ほど言ったクラインマンのＥＭモデル

★90――「問題解決型学習」「課題解決型学習」。生徒が自ら問題を見つけ、さらにその問題を自ら解決する能力を身に付ける学習方法。

が関係してくる。要するに、患者が抱えている課題を受け止めて、それがどういう問題であるのかを診断していくのが医者の仕事である、と。

したがって、患者がどういうプロブレムを持ってきたら、医者はどういう診断をしたらいいのかということを、実際のケースを使いながら教育する。

鎌田　それは今日でも通用するようなものの捉え方ですね。たとえば、学生のカウンセリングにせよ何にせよ、教育プログラム全体が問題を抱えてくる子どもたちを病人扱いするようなものの見方がそもそもあるんですよ。

長谷川　日本でも今はほとんどの大学でそういうようなアプローチをしているとは思うけれど。

鎌田　でも、まだ弱い。

長谷川　アメリカはもはや基本的に全部それですよ。

鎌田　問題を抱えてやってくるという捉え方が徹底的にできないと、その人が発信している情報を正しく理解できない。

長谷川　その通りです。アメリカでそのメソッドが始まったのは、七〇年代のシカゴの南イリノイ大学ですね。その後、ＥＢＭと組み合わせてカナダのマクマスター大学が教育の中心となり世界に広まりました。

鎌田さん、実際にＰＢＬで教えることは、現実に即しているだけでなく、学習者自身が課題を抱えるので、自己の学習能力・想像力が引き出されます。正しく原義通りのエジュケー（引き出す）ションなのです。

ＰＢＬで教えた学生たちは大変創造力があって驚きました。十二指腸潰瘍の外科治療を論ずる講義では、なんと学生たちは自分でシナリオを作って教室で教授と学生が問答する授業を劇にして演じて同級生に教えたのです。題して「生きる（胃切る）べきか生き（胃切）らざるべきか」。十二指腸潰瘍になった「ハムレット」です。でもこんな教育には情熱と時間と能力が必要です。他の学科では知識伝達型教育をしていたので、ほどなく学生はそんな能力を失いました。教育方法でそれぐらい変わるのです。教育って恐ろしいですね。

鎌田　一九六五年にエリザベス・キューブラー＝ロス[★91]は、シカゴ大学の病院でシカゴ大学の神学校の大学院生たちとともに「死とその

★91——Elisabeth Kübler-Ross　一九二六〜二〇〇四。スイス生まれの精神科医。一九六九年、「死」を臨床研究のテーマに据えた『死ぬ瞬間』の刊行および「死にゆく過程の五段階」説の発表は大きな話題となった。

過程」に関するセミナーを始めて、それを後に、『死ぬ瞬間』（一九六九年）という本にまとめる。病いと宣告されて死にゆく人が持つ心の機序を、「否認」→「怒り」→「取引」→「抑うつ」→「受容」という五つの心理的過程を経るとした。

長谷川　あれはかなりアメリカ的なプロセスだとは思いますけどね。

鎌田　でも、そういう転換が一九六〇年代末のシカゴで起こった。そして、その頃からスピリチュアルケア[92]の領域への転換が起こってくるので、そういう意味で、シカゴは重要な役割を負っている。

長谷川　シカゴは、政治的にもきわめて活動が活発なところでした。特に左派系とか、皮肉なことにその反対派の新自由主義とか、宗教学ではエリアーデ[93]とか。そうそう、なんといってもブルースの中心地。南部から逃げ出した黒人奴隷が鉄道で行きつく先がシカゴだったんですね。

鎌田　長谷川さんとのその後の再会についてはあとで話すこととして、一九八六年頃、長谷川さんは雑誌に論文を執筆しながら、厚生省（当時）の医療行政に関わりましたね。

長谷川　そうですね。厚生省に入ったことで、人生ががらりと変わっ

★92――「終末期がん患者に限らず、人生のさまざまな場面・状況で生きる意味を失い、自分に価値をおけなくなった人、生きることの無意味、空虚、孤独、疎外等を感じている人のスピリチュアルペイン（自己の存在と意味の消滅から生じる苦痛）を和らげる、軽くする、なくするケアのこと」（特定非営利活動法人　対人援助・スピリチュアルケア研究会のHPより）

★93――Mircea Eliade　一九〇七～八六。ルーマニア出身の宗教学者・作家。

た。

鎌田　そもそも厚生省へ行くことになった経緯は？

長谷川　ぼくは滋賀医科大学で三年間ぐらいアカデミック・サージャント――大学の外科医をやりながら、アメリカ流の新しい医学教育などもやっていたのですが、このままずっと大学の外科医をやっていていいのだろうかという疑問が湧いてきた。というのも、ぼくには四つの経験があるわけですよ。アメリカと日本、それから臨床と予防、その四つの経験があって、それを活かすのにはこのままでいいのかと。それで、当時、滋賀県の厚生部長の鎌田昭二郎[★94]さんという――あ、同じ名字だ――京大を出られて公衆衛生の行政をやっておられた方がいて、その方に相談したんです。

鎌田さんは親身になっていろいろな人に話を持ちかけてくれて、その一人に鎌田さんの京大の先輩で厚生省の寺松尚[★95]さんという辣腕官僚がいて、鎌田さんが相談してくれたようです。寺松さんから直接電話がかかってきて、厚生省で公衆衛生の実践をやらないか、と。鎌田さんとしては滋賀県で働いてもらいたかったようで怒ってたみたいです。それを聞いて、ぼくは完全に勘違いしました。役人

★94――かまだ しょうじろう。一九二七～二〇一〇。滋賀県厚生部長。公衆衛生医。

★95――てらまつ ひさし。？～一九九六。厚生省の審議官や保健医療局長などを歴任。

の仕事は九時～五時で、朝と晩にはゆとりがある。外科医は、受け持ちの患者が急変すると土日でも電話がかかってくるし、常に気が抜けない。この際、転職してもう少し優雅な生活を送ろうと。ところがいざ行ってみたら、えらい勘違いで、中央官庁は夕方五時どころか夜中の十二時まで仕事している（笑）。

鎌田　トータルに振り返ってみると、長谷川さんがそのまま滋賀医科大学にいれば、その後、助教授、教授として、あるいはほかの大学に間違いなく引き抜かれたと思うのですが、そういう順当な医学部の教授としての歩みを続けていかなかったというところが長谷川敏彦の特異な面白さですね。

一九八〇年代後半から九〇年代の行政マン、政策マンとしての長谷川さんの仕事のポイントはどういうところにありましたか。

長谷川　行政マンというのは、大体一年か二年単位で部署が変わっていくわけです。ただ、最初のポジションはこちらの希望が割と叶えられる。その頃、ぼくはがんの疫学に興味があったので厚生省での最初の仕事はがんセンターの企画室長にしてもらい、がん政策、がん情報システム構築、がん研究にたずさわりました。それ以降はローテーションで順番に部署が変わっていった。

がんセンターの次に行ったのが老人保健課。つまり、老人医学や老人保健を扱う課で医療費もやってました。

鎌田 今、私はステージⅣの大腸がん（上行結腸がん）が脳に転移して、京大病院でガンマナイフを使って脳の手術をしている。その手術は保険適用できるかできないかは、患者にとって、財政的に本当に切実ですからね。

今の話はいつ頃の話ですか。

長谷川 八九年です。その頃からすでに日本が世界で一番の高齢社会になるということは分かっていたので、厚生省としても老人医療、老人保健を主要な問題として位置づけようとしていた。老人保健を所掌、管理している分野は、老人医療費の保険点数、予防医学、それから施設体系の整備といったところです。要するに、老人絡みのさまざまな面を統括している部署で、ぼくはいわゆる医系技官の総括課長補佐としてその三つに責任があったわけです。

ただ、ぼくの前任者の先輩が割とはっきりものを言う人で、高齢者問題というのは今後のもっとも重要な課題である、それにぽっと出の何の経験もない人間である長谷川を据えるとは、厚生省の幹部は何を考えてるんだろうかと、ぼくに直接言うんです。それはその後結構トラウマになっているのだけれど、名誉かつ大変勉強になりました。

しかしその当時はまだ、頭で分かっていても現在のような超高齢社会になるとは、ぼくを含め行政官の間でも実感として感じてはいなかったように思う。

鎌田　そうだとしても、未来予測はできたわけだし、環境の変化予測と人口の遷移についてはもうはっきり予測できてたわけですよね。

第二部では、私自身の歩みを語りたいと思いますが、あえて意識して、一九八八年五月五日の「子どもの日」に『翁童論――子どもと老人の精神誌』[★96]という本を出しました。

長谷川さんが医療人類学の領域を『現代思想』『ユリイカ』『理想』などの雑誌に載せていた頃に、私は『翁童論』の中で書いたように、文化的・生命論的に子どもと老人を再結合させなければという将来ヴィジョンをはっきりと持って、幼老協働施設の必要を主張してい

★96――新曜社、一九八八年五月刊。

たんですよ。

　だから、長谷川さんが抱いているような将来の日本における方向性への予感は、文化・宗教研究をしていた私の立場からも、ほぼ同じものを持っていた。それを政策提言や研究のエビデンスとして調べ、実際の医療の政策に結びつけていくというのが長谷川さんの仕事になるわけですね。

長谷川　ちょっと話を戻すと、老人保健課でのぼくの最大の仕事は〝寝たきり老人ゼロ作戦〟です。行政官は名前を出さないけれども、あの〝寝たきり老人ゼロ作戦〟の基本概念はぼくが企画してつくったんですよ。

　ぼくが尊敬している木下康仁[97]さんという立教大学の社会学の教授——今年（二〇二四年）の三月に亡くなられました——は、カリフォルニア大学で医療人類学を勉強して日本に帰ってきたんです。〝寝たきり老人ゼロ作戦[98]〟は、彼のアドバイスでつくったんです。

　当時、朝日新聞に大熊由紀子記者による記事「スウェーデンに行ってみると寝たきり老人はいないことに驚いた。だのに日本には大勢いる」が出て、大騒ぎになった。厚生省として対応しないとい

★97——きのしたやすひと。一九五三〜二〇二四。社会学者。立教大学名誉教授。聖路加国際大学大学院看護学研究科特命教授。

★98——一九九〇年度からスタートした「高齢者保健福祉推進十か年戦略」（ゴールドプラン）の一項目。

けないということになって、老人保健課に配属された筆頭の課長補佐のぼくがその担当になったわけです。

木下康仁さんのアドバイスは、「寝たきり老人とは何か」を定義して、その頻度を比較し、スウェーデンで少ない原因を見つけるという作戦です。

調べてみると、「寝たきり」というのは学術用語ではないし明確な定義があるわけでもない。ただ、「寝たきり度」といった判定基準があって、たとえば東京都の判定基準によると、実際に町を歩いてる人も場合によっては軽度の寝たきりに定義されてしまう。だから、ぼくは「寝たきり老人、町を行く」と皮肉ったりしてたんですけど。そこでスウェーデンの統計も東京都の調査も日本の看護で使われているＡＤＬ（Activities of Daily Living）定義で統一して揃えたのです。

分析結果を見て興味深かったのは、たとえばスウェーデンには「寝たきり老人」という言葉自体がない。「寝たきり」というのは「寝かせきり」のことだから、寝たきりの人は座らせる。できたら歩かせる。そうしたら寝たきりにならないんだ、と。

鎌田　ＡＤＬをどういうふうに定義するかということですね。でも、座らせるだけでは足りない。やはり、歩くという基本的なアクティビティがないとね。

長谷川　はい、その通りです。日本は寝巻のままでお人形さんのように寝かせきり、一方、スウェーデンでは座って服を着替えてお話をしてご飯を食べてでないと人間ではない、物体にしかすぎないという人間観があるので着替えさせて座らせるというわけです。木下さんの名言に「仮説というのは二百字以内で立てなければ証明できない。長過ぎるとだめ」というのがあって、共通の単純な定義でデータを整理したことがよかったと思います。マスコミ報道と科学の専門家のノウハウとエビデンスが合体した医療政策の好例だと思います。

鎌田　分析哲学的な立場からすると、いろいろなものが付随した形而上学的なものにタッチすればするほど問題は複雑に絡み合って、概念自体が曖昧模糊となってややこしくなる。だから、命題を非常にスリムにして、検証できるところだけを論理実証主義的に仮説を立てて実証・実験していく。

医療システムの実態

長谷川　その次に行ったのはＪＩＣＡ（国際協力機構）です。

鎌田　それは何年から何年まで？

長谷川　八九年から九二年。もともと国際経験豊かだったし、英語をしゃべれるから行け、という話になったんだと思います。

ＪＩＣＡでは医療協力部の医療協力課長として、技術協力の計画実行推進をやりました。世界中で三、四十カ国に行ったのではないかな。当時はまだ世界は貧困で感染症が一番の課題でした。医療のシステムは国々でそれぞれ大きく異なり、その国の文化や歴史を背負っていることを改めて痛感しました。医療システムの実態について大変勉強になりました。

その次は九州へ移って九州の四十五の国立病院の経営責任者のナンバー2、九州地方医務局次長になりました。言ってみれば今日のＪＲ九州ならぬＪＨ九州の副社長です。病院の経営はＪＩＣＡでも少し経験しましたが、地方医務局では病院のマネジメントを実践しました。次長のポジションでは、病院の事務長と共同作業ですから、技官で医系だったぼくは事務系の文化には慣れていず、最初は戸惑って体調を崩したほどです。でも慣れてからは自転車で九州古代史の遺跡巡りを楽しみましたが。医療システムの実態について大変勉強になりました。

まあ、役人としての能力がないということ、つまり上下左右を見て発言するとか、相手の顔色を見て考えを変えるとか、前例のないものには手を出さないとか、役人として必須の能力がないということが上の者にははっきり分かったのでしょう、早稲田大学の裏の新宿戸山町にある国立医療・病院管理研究所（現・国立保健医療科学院）へ捨てられたんですよ。肩書きは医療政策研究部長で、病院の経営の教育と研究以外にも医療政策の研究と厚労省の行政官へのアドバイザーなどもやりました。

当時「公衆衛生」「医療システム」「病院経営」「国際保健」の四分野を守備範囲にしていましたが、診療報酬がらみを除くありとあらゆる研究をしました。下手すると日本の医療提供体制と予防政策では三〇～四〇％にはかかわったのでは。当時「ノーと言わないハセガワ」と言われ厚生省から頼まれればすぐにはいと言ってテーマが広がっていったんです。本来は医療系の国立研究機関なのに、予防系の政策研究機関だった国立公衆衛生院が断ったということで、日本の予防政策の核である国民健康づくり運動、いわゆる「健康日本21[★99]」の基本概念もぼくがつくりました。

二十一世紀の本格的超高齢社会の到来に向けて、健康の意義が大転換するため、単なる物理的寿命の延長ではなく、QOL（生活の質）の高い寿命の延長へと、ゴールを大きく転換しました。一時は研究課題が大型研究班の主任研究所を含めて年間二十を超え、五月の連休明けの朝、目を覚まし、今年の研究は無事終えられるだろうかと、恐怖で飛び起きたほどです。

たとえば「疾病対策」は、がん・高血圧・精神・難病・喘息（ぜんそく）・感染症・糖尿病政策など、「医療システム」は、医療制度改革・医療計画・健康転換・医療連携・民営化論・医療技術評価・EBM・地域包括ケアシステム構築・ケアサイクル論・人口遷移論など、「病院経営」は、戦略的経営計画、病院ブランディング・医療事故予防・医療の質の向上・満足度調査・臨床指標などがその研究課題です。

その頃アジア各国で実務に携わる医療政策研究者の今に続く国際

★99――正式名称は「21世紀における国民健康づくり運動」。国民が主体的に取り組めることを前提に、すべての国民が健康で明るく元気に生活できる社会を実現するため、壮年期死亡の減少や健康寿命の延伸、生活の質の向上を目的に策定されている。二〇〇〇年三月に「第一次」の運用が始まり、二〇一三年から「第二次」、二〇二四年四月から第三次目標が開始された。

ネットワークも始めました。一九九八年から二十五年にわたって、韓国、台湾、香港、シンガポール、タイ、マレーシアの医療制度、国民皆保険を設計・実装した政策研究者をネットワークし、ほぼ毎年交流してきた。当時とりわけ韓国、シンガポール、香港、台湾の経済発展が著しく、〝アジア小四龍〟と呼ばれていたことから、昨年エルドワン氏と大統領選を争ったトルコのセルダス・サバス氏[★100]、当時はWHOのヨーロッパ事務局にいたのですが、「ドラゴンネット」[★101]と名付けてくれました。メンバーには台湾の蔡英文氏とこの前の前の大統領選で争った元保健大臣の楊志良[★102]教授もいます。ほか二名の大臣も輩出した名門ネットワークです。シンガポールの強制貯蓄制度、タイの30バーツ制度も支援しました。昨年（二〇二三年）十二月、ほぼ全員のオリジナルメンバーで二十五周年記念の国際セミナーを東京で開きました。

つい先日、乞われてジャカルタにドラゴンネットを代表してその歴史を講演しに行きました。十四カ国五十人余りが参加したＵＨＣ（国民皆保険）の国際会議で、インドネシアや、南インドの熱い台頭を肌で実感しました。これからはグローバルサウスの時代ですね。国

★100――Bayram Serdar Savas　一九六〇年生まれ。トルコ出身の医師・医療経済学者。一九九三～二〇〇〇年にＷＨＯの欧州事務局で活動。帰国後はトルコの医療政策に関わる。二〇二三年の大統領選ではエルドワン氏に対抗する野党の候補の一人として出馬した。

★101――アジアの「七つの龍の国」（日本、韓国、シンガポール、香港、台湾、タイ、マレーシア）の医療政策研究者のネットワーク。アジアにおけるＵＨＣ（全ての人々が基礎的な保健医療サービスを、必要なときに、負担可能な費用で享受できる状態）の発案、設計、実施、発展を目的に一九九八年に結成。

★102――一九四六年生まれ。台湾の公衆衛生学者、政治家。元行政院衛生局および台北市誠実委員会の局長。

際保健協力も、対象が決まった、感染症や母子保健の垂直的（バーチカル）なプロジェクトから、途上国自身がドライバーシートに座って、資源も開発し、制度も構築してマネジメントすることを支援する時代に転換したのを体感しました。援助する側の姿勢手法も転換が迫られていることがよく分かりました。それにしても超少子高齢社会の最先端を走る日本にはたいへん熱い視線が注がれています。ドラゴンネットの蓄積した経験が貢献できます。

ぼくの誇りは、二〇〇四年スリランカ国全体の医療計画を策定支援したことです。国会で承認されいまだに使われています。保健医療分野で政策支援の援助はこれが最初ではないでしょうか。

実はこのプロジェクトから二〇〇七年に、全アフリカを巻き込む大型プロジェクトが産み出されたのです。「5S－KAIZEN－TQM、病院経営変革戦略プロジェクト」★103です。アフリカ五十三カ国の内、一挙に英語圏、仏語圏同時に十四カ国に展開する当時のJICAの事務局長、緒方貞子さん肝煎りのアフリカ支援の目玉でした。スリランカ医療計画策定時にスリランカ政府の保健アドバイザーだった、半田祐二朗氏★104がケニアに異動し、当初「きれいな病院」

★103――5S：整理、整頓、清掃、清潔、しつけ。KAIZEN（改善）：根拠に基づく参加型の問題解決。TQM（Total Quality Management）：総合的品質経営の三つのマネジメント手法を段階的に導入する病院改革戦略。

★104――はんだ ゆうじろう。北海道医療大学歯学部人間基礎科学講座、国際保健学教授。二〇〇二年から〇四年にかけてスリランカ保健省のアドバイザーを務め、その後ケニアでJICA広域企画調査員を務める。

プログラムとして始まったものです。

　スリランカには国立母子センター総長として経営の天才ウィマル・カランダゴダ★105氏がいて、日本のトヨタ工場で使われていた5S（整理・整頓・清掃・清潔・しつけ）を自分の病院に応用したのです。成功して、病院はきれいになり、外来待ち時間が減少して、職員がやる気になったのを半田氏が発見し、ケニアに異動してからスリランカとアフリカ諸国が互いに学びあう、いわゆる南南協力を思いついたわけです。その時当時セネガルに派遣された専門家であり、現在、国立社会保障・人口問題研究所の、林玲子所長が自らも表千家の茶の湯の師範をされているのですが、5Sの背景には日本文化、茶の湯の伝統があるのではと提案されました。

　欧米がさんざん痛めつけたアフリカを、日本の文化が癒すという構図は大変美しく、ぜひ検証しようと、京都でシンポジウムを開きました。角山榮（つのやまさかえ）（和歌山大学元学長、堺市博物館元館長）、奥野卓司（関西学院大学教授、ジャパンクール研究家）、谷晃（たにあきら）（野村美術館学芸部長）、中村清（早稲田大学国際学術院教授。ホスピタリティマネジメント研究家）など、錚々（そうそう）たる茶の湯ホスピタリティ研究の日本の第一人者を一堂に集めて、侃々（かんかん）

★105——Wimal Karandagoda　スリランカのコロンボにあるキャッスル・ストリート産科病院院長。

諤々（がくがく）の議論の結果、根本に日本の伝統が流れているとの結論に至りました。それ以降来日したアフリカ人には、東京から九州の麻生飯塚病院への移動の途中、必ず京都で下車してもらい、茶の湯を体験してもらうことになったのです。

ところがぼくが一般に有名なのは「医師需給政策」です。日本には将来どれだけの医者が必要かを計算した研究です。政府の委員会で医師教育について提言しました。

鎌田　その数字をめぐって、蓮舫議員に名指しで責められたんですよね。

長谷川　現在の医師不足の原因は長谷川が計算間違いしたからだというまったくの誤解が出回っています。というのも、二〇〇四年に計算して二〇〇五年に医師不足となったんだから、明らかにぼくが原因じゃない。実は新しい医師臨床研修制度が始まって、約二万人の若年医師がマーケットから突然隔離されたことが原因です。

しかも、普通は職名を言うはずなのに、なぜかぼくは名指しで批判された。まあ、今から思えば、名誉と思っているんですけどね。

鎌田　なるほど。そこから今度は日本医科大学へ行って行政官から教育者となるわけですが、それは第三部で詳しくお話ししてもらうことにしましょう。

第二部

デビュー作『水神傳說』を神社に奉納

鎌田　第一部では、長谷川さんの一九七〇年前後から一九八〇年代の米国での生活、そして、日本に帰ってきた八三年から二〇〇〇年近くまでの長谷川さん自身の軌跡を詳しく伺ったわけですが、第二部では、長谷川さんが辿ったその時代を私自身がどのように伴走してきたかを話したいと思います。

七〇年以降私は、『水神傳說』[★1]という、最初の本を出すことに全精力を傾けていました。もちろん大学院時代に神道や宗教や神秘主義の研究をしたりして、それが今日までつながっているのですが、その頃の自分の一番の内的モチベーションは、神秘主義伝承とスピリチュアルペイン的なものをどう結びつけ、向き合うかということで、その課題を『水神傳說』という本にまとめた。

刊行は一九八四年一月一日ですが、主要なものは、二十代、一九七〇年代にほぼ完成していました。その頃、「ロックンロール神話考」の主役俳優の友人の中島秀和くんが種智院大学の密教学科の学生で、手書きガリ版刷りで『僧兵』とか『魔羅(マーラ)』――「マーラ」と

★1――水神祥の筆名で、泰流社、一九八四年一月刊。

いうのは、サンスクリット語で「悪魔」という意味です――という同人雑誌を作っていて、私も同人の一人になって精力的に詩やエッセイを寄稿していたのです。その『魔羅』に、処女作となる『水神傳說』を発表した。

第一部で言ったように、「ロックンロール神話考」は古代神話の神様の子探しと、現代の子どもたちの（本当の）親探し、この二つのベクトルが異界遍歴の中でどういうふうに絡み合い、消滅の転機の中でどういのちと向き合うのかを、ロック・ミュージカル風に仕立てたものです。

一方の『水神傳說』は、きわめて荒っぽく要約すると、日本のオナリ神信仰の民間信仰と、銀河系外宇宙における秘儀・秘祭の神秘世界がいかにして結びつき、なぜ兄妹神を伴うかたちで水神神話が成立してきたかを描いたものです。

ここに登場するSF的なシーンは、私にとっての『二〇〇一年宇宙の旅』（スタンリー・キューブリック監督。一九六八年公開）のスターチャイルド民間伝承で、あえて言えば、鎌田東二流の『二〇〇一年宇宙の旅』が『水神傳說』ということになるとも言えます。つまり、銀河系宇宙から宇宙船に乗ってやってきた女――ルリア星の王女が鞍馬山と貴船神社[★2]の境の尾根の下にある龍神池に不時着して生まれた主人公の双生児の兄妹の内、兄は「審神者(さにわ)」（神主に憑霊した神の神格などを問いただし、神託の真偽を判断・解釈して伝える人）となり、妹は「神主」となるという、神道祭祀の原型的な神話伝承を創作ＳＦ（スペース・ファンタジー）叙事詩として表現したわけです。今から思えば、それは、鎌田東二流「神秘劇」であり、オカルト詩劇でしたね。

そして、一九八四年一月十五日、出来上がった本を奉納しに一人で京都の貴船神社に行きました。ですから、私の一九七〇年代は、自分自身の内的な仕事に専念していたわけです。同時に、日本の思想界の中でいくつかの発言もした。その発言の眼目は、「日本人にとって神とは何か」を改めて問いかけるという仕事です。神道のものの考え方の中で中心をなすのは、やはり、神社です。宗教には、神話と儀礼と聖地という三大要素がありますが、その三つめの聖地に当たるのが、「鎮守の森」であり、神社です。戦後、その神社を整理・包括したのが神社本庁で、それを支える教育研究機関として國學院大學とか皇學館大学とか神道宗教学会とかがあった。

★2――京都市左京区鞍馬貴船町にある神社。万物の命の源である水の神を祀る、全国二千社を数える水神の総本宮。祭神は、本宮：高龗神（たかおかみのかみ）。結社：磐長姫命（いわながひめのみこと）。奥宮：高龗神（たかおかみのかみ）。

私は國學院大學の出身ですから、そこに身を置いて、学部から大学院へ進み、後に神道宗教学会や日本宗教学会に入り、そこで研究発表をするのと同時に、一九八三年ぐらいから『現代思想』などの思想雑誌に神道系の論文を発表していったわけです。

そうした私に対して強烈な批判が出た。一九八五年の五月頃、國學院大學及び神社本庁の部課長以上の百名前後宛てに怪文書が撒かれたんです。その怪文書には三つのことが書かれていた。一つは、鎌田東二は共産党第五列（スパイ）である。二つめは、鎌田東二の思想と研究は國學院大學の思想とはまったく異なる、異教的・異端的なものである。そして三つめが、鎌田東二に天誅（てんちゅう）を下して國學院から追放せよ、というもの。

私は一九八三年から國學院大學の非常勤講師をしていて、倫理学、日本倫理思想史、別科の倫理学の三科目を担当していたんですよ。だから、國學院大學から追放せよというのは、非常勤の仕事も全部辞めさせろという圧力でもあった。

そういう怪文書が出た背景は、私がやっていた研究や発表してきた論考が、國學院大學や神道宗教学会という体制から見るとかなり異端的で異質な内容であったということに尽きると思います。しかし、私にいわせると、私の考えていることは、異端どころか、保守本流で、ごく普通のことなんですね。

どういうことかというと、日本にはかなり古い時代から神仏習合的なものの考え方がベーシックにあった。そもそも日本の神様は唯一神ではなく、いろいろな神様が自在に合体したり、分離したりする。そういうものを日本人はとりあえず「神」と呼んできた。あるいはそういう神々が多種多様にあるといってもいい。これはおそらく縄文時代以前の旧石器時代からそう変わらないだろう。そういう神々についての「神神習合」感覚や思想がベースにあって、日本人の神話的思考やさまざまな習俗的な儀礼などをつくり上げてきた。それがやがて律令体制になって、天皇という権威と権力の機構ができるわけですが、神に対する根本の構造は変わらずに、ずっと今日まで来ている――それが私の根本認識です。

とはいえ、稲作農耕あるいは『古事記』を起点に置くと、アマテラスに始まり、その後天孫降臨した天皇が中心になってくる。ピラミッド体制というほど強くはないけれども、ある種のヒエラルキー、階層序列ができていって、そこで制度的安定を見るようになる。古くは、『延喜式』の中でも名神大社をはじめとする格式の違いが示され、明治時代には、官幣大社とか官幣中社、官幣小社、国幣大社、国幣中社といった序列ができてきました。

そういう格付けや序列は、天皇を中心にして正一位とか正三位、従三位とか、官位を授ける構造と基本的にはパラレルであり、格付けというものが、日本の社会のガバナンスのかなりな部分を維持してきた。たとえ中世において古代の律令制が崩れたとはいえ、武家政権になっても、武家そのものが令外（りょうげ）の官として征夷大将軍という天皇から称号をもらっているから、体制そのものの構造は基本的に変わっていない。それを正統に位置づける古文書として『古事記』や『日本書紀』が八世紀初頭に出来上がっていた。こうした構造が日本の宗教の表の部分をつくり上げてきて、戦後、國學院大學、神社本庁、あるいは神道宗教学会などがそれを支えてきたという制度的実態があった。

しかし、その実態の内実を仔細（しさい）に吟味すれば、私のような考え方はかなり古い時代からあることが分かります。つまり、神仏習合以前に神神習合があった、と。インドの神々であろうが朝鮮の神であろうが、いろいろな神が寄り集まって複合神をつくり、あるいはそれを解体して別のものにしたりするという、かなり自由自在な習合的な思考が出来上がっていた、と。

そういう中で表現されてきた思想の構造を現代の思想の文脈の中でどう捉え直すか。その一つの思想解釈が私の仕事なんです。だから、『水神傳説』のような物語の創作とは違う形で、外に向けて発信する神道思想としての読みや解釈をどうできるかというのが私の最初の表向きの仕事になったということです。

祖母からの教え

長谷川　鎌田さんが、そういうものに関心を持ち始めたきっかけは？

鎌田　十歳のときに『古事記』を読んだというのが決定的でした。そして、十七歳、高校二年生から三年生になる春休みに宮崎の青島神社に行ったことで、神社と神話が結びついた。青島神社は、『古事記』の中に出てくるヤマサチヒコとも呼ばれる彦火火出見命（ひこほほでみのみこと）と、その妻となる海神の娘である豊玉姫命、また彦火火出見命に海神の世界に行く航路と方法を教えた塩筒大神を祭神として祭っている。

ここでの神社と神話、あるいは政治と神話の結びつきがきっかけになって、「ロックンロール神話考」という劇につながっていくんです。私の中では、演劇というのは神聖物語、神聖ナラティブとしてあり、いまでも「ガン遊詩人」（がん患者の吟遊詩人）を名のって歌を歌ったり詩を朗読したりしていますが、私にとって、聖なる場所で歌を歌うという行為、ある種の儀礼的行為は、思想的営為と本質的に切り離せないものです。

一方、各地域の古老が伝える民間伝承をそのままインタビューして記述していくという民俗学的スタイルがありますが、私にとって一番身近なのは、徳島県阿南市桑野町（旧那賀郡桑野村）に一緒に住んでいたじいさん、ばあさんの語りなんです。実は、その語りが医療に関係してくるのですが、その前に、長谷川さんのおじいさんの長谷川卯三郎[★3]さんの話を伺いたいと思います。

長谷川　うちのじいさんには大変かわいがられました。仏像のコレクターだったから、じいさんの家に行くと「こういうのがあるよ」と

★3――はせがわ うさぶろう。一八九〇～一九六九。医学者・医療研究者。大阪府立医科大学卒業後、胸式呼吸、腹式呼吸、逆式呼吸についての生理学的分析に基づいた比較研究『三式呼吸』（一九一九）を上梓。その他の著者に『医学禅――肚と健康の原理』（一九五八）、『新医学禅――肚をつくる禅』（一九六四）など。

いろいろな仏像を見せてくれたり、大変趣味の多い面白い人だなと思いましたよ。それに比べて、おやじの茂太[★4]というのがむちゃくちゃ真面目で、おもしろい人ではなかった。それもあって余計そう思ったんでしょうね。

卯三郎じいさんは、大学卒業してすぐに『三式呼吸』（一九一九年）という本を出しているんです。その他『診断と治療』（一九二六年）という本を出したり、『大法輪』という仏教雑誌に「労働禅と食事禅」という論文を書いたりしている。戦後になると、『健康美の秘訣　丹田運動』（一九五二年）という本も出している。

鎌田　丹田運動、これも呼吸法ですね。

長谷川　祖父卯三郎は、若い頃から胸腹式呼吸が生理学的に体や心にどういう影響を与えるかの基礎研究をしていたんです。実は大学の同級生で阪大の解剖学の伴忠康（ばんただやす）（一九一四～九八）教授は、当時、交感神経と副交感神経の役割を研究していたようです。その研究結果の原理を使って禅を科学的・医学的に分析しようというのがこのテーマだったんです。

戦後、割と評判になったのは『医学禅――肚と健康の原理』（一九

★4――はせがわ しげた。一九一五～九六。大阪帝国大学医学部卒業後、大阪市立大学医学部助教授、大阪市立大学桃山市民病院院長、城北市立病院院長などを歴任。発言録に「新病院に脱皮する両院の記録　桃山市民病院　城北市立病院――野人病院長の苦闘」がある。

五八年）で、その改訂版『新医学禅――肚をつくる禅』（一九六四年）も出版しています。反響があり、随分ファンレターももらったようで、どこそこに講演で呼ばれたと、嬉しそうにしていました。医師になってすぐの若年期から晩年期まで市井の研究者でしたが、一貫して呼吸の生理研究を基に禅の医学的効用を追究した、今流行りのマインドフルネスのパイオニアだったのではと、ちょっと誇りに思います。

鎌田　卯三郎さんが先見の明があり、多趣味だったというのは、いまの長谷川さんのワールドワイドなものの見方に通じる。その点お父さんは、医学者として真っ当ですよね。しかし、長谷川さんは本能的にお父さんの世界――いわゆる近代医療・医学の世界――だけでは満足できずに、もっと広い世界へ逃亡していきたいという潜在的欲求があったのではないですか？

長谷川　そこまでは考えていなかったと思うけれど、仏像とか禅とかじいさんからの影響はあったと思う。高校生の頃、試験休みのときに奈良に行って正倉院展を見たり、古寺巡礼で仏像を見て回ったりしたし、渡辺照宏の『仏教』という本を読んで、初期仏教にはまって中村元さんの本を読んだりしました。抹香臭い高校生でしたね。

祖父からは禅だったですが、もう一つの無意識の仏教の影響は密教です。小学校三年生から高校二年生まで九年間にわたって毎年夏休みの二カ月間、高野山の普門院という宿坊で過ごしたのです。普門院は、空海が高野山に密教の修行センターを構築したときに、空海の先生、勤操（ごんそう）がそれを祝って寄付した名刹です。普門院には国宝の勤操の肖像画があります。実は普門院は親戚なので、おやじが勘違いして、高野山は涼しいから勉強するだろうとぼくを毎夏預けたんです。ところがこちらはまったく勉強せず、毎日霊宝館に通って曼荼羅を見ていました。曼荼羅とは何たるかを理解していたわけではないけれど、最後は観光客に解説したりしていました。真言密教をちゃんと勉強したわけではないのですが、いまだに曼荼羅は体にしみこんで馴染（なじ）んでいる感じです。

鎌田　その辺が、長谷川さんと私の共通の部分でもあるけれど、違いもまたある。どういう違いかというと、先に言ったように、私の民俗学的な思考の根っこには徳島県阿南市桑野町という土地の地域性があって、その近くに二十一番札所の太龍寺（たいりゅうじ）という寺があります。

空海はその寺の境内の奥にある「舎心ヶ嶽(しゃしんがだけ)」――私たちは「龍の岩屋」と呼んでいました――という岩上で虚空蔵求聞持法(こくうぞうぐもんじほう)★5の修行をした、と『三教指帰(さんごうしいき)』★6の序文に書かれている。

その太龍寺は、我が家から車で二十分、歩いたら二、三時間のところにあります。もう一つ二十二番札所の平等寺はもっと近くて、歩いて三十分ぐらい。この二つの四国遍路の札所が近くにあり、太龍寺の岩屋については、「ここの中で空海さんが籠って行をやったんよ」みたいな話を小さいときから聞いていた。私のいとこが高野山真言宗の僧侶で、一時、桑野町の寺の住職もしていた。松長有慶(ゆうけい)(金剛峯寺四百十二世座主。一九二九～二〇二三)という、後に高野山大学の学長になり、高野山の管長にもなった有名な学僧の弟子でもあった。

長谷川　松長先生の家には何度も遊びに行きました。空海の若い頃の話を直接教わりました。松長管長が若い頃に結核を患われて、その主治医は先述の祖父卯三郎だったんです。

鎌田　そうですか？　すごいですね、それは。そんなこともあって、小さいときから空海には親しみがあった。そこは長谷川さんと同じです。しかし、私は空海に対する親しみ以前に、お遍路さん――春

★5――虚空蔵菩薩の真言を百万遍唱える荒行。

★6――空海、二十四歳のときの著作。儒教を述べる亀毛先生、道教の神仙術を述べる虚亡隠士、仏教を説く仮名乞児の三者を戯曲形式で描く。

先に白装束で一軒一軒回っていくような――を身近に見ていたんですね。お遍路さんが般若心経とか御詠歌を唱えたり詠（うた）いながら門付（かどづ）けしていくときに、お接待でミカンとかお菓子とかお米とかを持っていくわけです。そういうお遍路さんの姿をずっと見ていたことが、けっこう大きな影響を与えていると思います。現に、「同行二人（どうぎょうににん）」というお遍路さんのような民間習俗的・民間信仰的な原風景が、現在のケアの問題を考えていく上で一つのモデルになっているから。お接待というのは、医療ではないけど、間違いなくホスピタリティですよね。お遍路さんには病気をかかえている人も多く、お接待がその人たちにとってエンパワーメントする力になっているということは、よく分からないながらも、感じるものはありました。

　それが外側の世界で、もう一つ内側の世界があります。私は四人きょうだい――男三人、女一人――の二番目なので東二という名前がついた。祖父、祖母、父、母を合わせて八人家族でした。母屋とは別に離れ――いわゆる隠居部屋、徳島弁でいうと「いんきゃ」――があって、母屋と離れは橋でつながっている。その橋は取り外しができて、母屋と分断もできればつなげることもできる簡易なものでした。
私が五歳くらいのときに、祖父が脳溢血で倒れて、右半身不随になった。左脳をやられたので言語も発することができず、「うー」とか「あー」という状態で、死ぬまでそれが続きました。祖父が倒れてから小学校六年生までの七、八年間ほど、きょうだいのうちなぜか私だけ、祖父母とその離れで過ごしたんです。ほかのきょうだい三人は、母屋で父母と過ごしていた。そこで、実は私だけ両親が違うのではないかという疑いも芽生えるわけです。

一方、祖母とは血がつながっていると思っていたのが、そうじゃないということが中学生のときに分かりました。祖父が半身不随で寝たきりになって間もなく、今度は祖母が乳がんになった。祖母は医療拒否をして、手術はせずに、近所のお医者さんが月に一回くらい往診で診てくれていました。だから私は、毎朝毎夕、母親が祖母のがんの患部を消毒するのを見ていた。

つまり、日常的に二人の病人の間で暮らしていたわけです。寝たきり状態のじいさんは言葉もしゃべれず、目で何かを訴えたり、時々ブザーを鳴らして母を呼ぶ。祖母の方は、日に日にがんの患部が黒ずんでいって、最後は乳房はすっかりなくなり、穴が空いて白い骨が透けて見えるという、ジャコメッティの彫刻のような状態になった。

私は小学校の六年間、その祖母と枕を並べて寝ていたわけですが、そのときに祖母から民間信仰みたいな話をきかされて、それが自分の中の物語の核になっていったんですね。

祖母が私に言った言葉で、忘れられない言葉が三つあります。一つは、医療拒否をしていた祖母に、小学校四、五年生の私が、「ばあちゃん、ぼくが医者になって、放射線治療でがんを治したる」と言ったら、それに対して即座に、「やめてくれ。医者になんかなってほしゅうない。高野山に行って坊さんになってくれ。坊さんになったら、七代、九代家を救うんやから」と言ったことです。

今思えば、「医者になってがんを治してやる」というのは、私が人のために何かしようという最初の社会的発言だったと思います。当時最新だった放射線治療というのを、きっとどこかで耳にしていたんでしょうね。意気込んで言ったにもかかわらず、祖母は「医者なんかにならずに坊さんになれ」と言った。祖母の世界は、そういう民間信仰で出来上がっていたんですね。私は丸坊主になるなんて絶対嫌だったから、坊さんだけはなりたくないといって、坊さんにはならなかった。

まあ、医者にもならなかったけれど、いま、日本臨床宗教師会の会長をしていて、その中に医者など医療従事者もいるので、折衷的に両方に近いところにいるともいえますが。ともかく、祖母に坊さんになってくれと言われたことは、いまでも心のどこかに刺さっている。高校時代の私は、学校の先生と坊さんだけにはなりたくないというのがポリシーだったのだけれども、それが逆に、僧侶というものの本質は何かという問いかけの発端になった気がします。

話を戻します。中学二年生の頃、私が病気で寝込んでいたとき、祖母が枕元にやってきて正座するんです。そして、いきなりものものしく、「うちはおまえのほんまのばあちゃんじょ（私はおまえの本当のおばあさんよ）」と言う。なんでそんな当たり前のことをわざわざ言うのか、すごく違和感を感じた。何も言い返さなかったけれど、このものものしさには何かがある、思い切って何か言いに来たという切迫感も強く感じました。これが二つめのメッセージ。つまり、本当に大事なのは、血縁ではなくて、心や魂の結びつきだということ。

　それで周囲にいろいろ聞いてみると、実は祖母は祖父の五番目の妻で、私の父母とも血縁関係はなく、徳島芸者だった祖母を祖父が見初めて、最後のつれ合いとして死ぬまで一緒に過ごしたのが今の祖母だということが分かった。これは父母から聞いたわけでもなく、もちろんきょうだいからそんな話を聞いたわけでもなく、いろいろな話をつなぎ合わせて分かったんですけどね。

　それで、祖母が私と姉――一歳上の姉――に三味線を教えてくれたことを思い出した。姉は女の子だから三味線でも弾いて日本舞踊でもできるようにということで習ったのだけれど、たぶん私のほうが上手くて上達した。その頃から私は芸能が好きだったんでしょうね。その祖母が常に言っていたのが、「芸は身を助ける」。これが忘れられない言葉の三つめです。

　つまり、きょうだいの中で私だけが離れで祖父母と一緒に暮らすことになったことと、祖母とは血がつながっていなかったということ。それが私が「ロックンロール神話考」をつくるときに、「真の父」「真の母」とは何か、家族とは何かを問いかけたことにつながっているんですよ。

神話的・民間信仰的にいっても、家族の形態はけっこう複雑で、いろいろなかたちや考え方がありうる。禅でも言うじゃないですか、「父母未生以前の本来の面目」と。真の家族とは一体何なのか、どこまでを家族といえるのか、そういう問いかけが自分の中に強くあって、それが全部ミックスして「ロックンロール神話考」に結実したわけです。

オオクニヌシ・ファミリーの系譜

鎌田　神々の中にも家族、ファミリーがある。高天原から天孫降臨して天皇家になっていくファミリーと、それに対峙するオオクニヌシのファミリーです。
オオクニヌシのファミリーの元はスサノオという神様です。スサノオはアマテラスという天皇家の元である神様のきょうだいで、さらに遡っていくと、イザナギ、イザナミにつながる。だから、本来、神々のファミリーの歴史の中にも分断・分裂・対立があるのだけれども、表向きは天皇家のファミリーのほうが圧倒的にドミナント、本流のように思われている。

私はその流れとは別のラインとして、イザナミ、スサノオ、オオクニヌシとつながるファミリーの系譜をきちんと位置づけたいと思っているんです。そのファミリーの系譜の先には、近代に生まれた、出口なお★7、出口王仁三郎★8の大本（おおもと）がある。大本は、追いやられて隠遁（いんとん）してしまった神（艮（うしとら）の金神（こんじん））がこの明治維新後のどうしようもないどん詰まりの時代に復活してこの世の中をよくしていく、そういうヴィジョンを見たわけです。出口なおと婿養子の出口王仁三郎たち一行十五名は、明治三十四（一九〇一）年七月一日（旧暦五月十六日）に出雲大社に詣でて、神代の天穂日命（あめのほひのみこと）から伝わる「消えずの神火」をもらい受けようとし、ついに、火継ぎの神火と御饌井（みけい）の真清水、瑞垣内（みかきうち）の清砂をもらい受けたのです。

『大本神諭』★9の中の明治三十七年旧二月十日付けの「神諭」に、「元伊勢のうぶのお水で、世界の泥を澄ますのであるから、水は元伊勢、火は出雲、水と火とで世界には、きびしきことがあるよって、世界の人民の身魂の洗濯いたさんと、きびしきことがはじまるぞよ」と

★7――でぐち なお。一八三七～一九一八。宗教法人大本の教祖。五十五歳のとき神がかり状態となる。やがて「お筆先」と呼ばれる神の言葉を書きつけるようになり、大本開教の基礎を築く。大本は一九二一年に出口王仁三郎らが不敬罪などで逮捕（第一次大本事件）、三五年に再び王仁三郎らは投獄（第二次大本事件）と厳しい弾圧を受ける。

★8――でぐち おにさぶろう。一八七一～一九四八。本名上田喜三郎。二十六歳のとき京都府亀岡市の高熊山で霊的修行を行なう。その後なおと出会い、大本の基礎を築く。

★9――ひらがなで記された「お筆先」に王仁三郎が漢字を当て、まとめた大本の根本教典。

あります。

つまり、元伊勢の「水晶のお水」と、出雲の「消えずの火」という昔より汚されたことのない水と火とによって、乱れ果てた世を建て替え立て直す大浄化の「ひな型」となったのが、「元伊勢の水の御用」と「出雲の火の御用」だったわけです。

そういう国つ神系ファミリーの系譜が私の中で課題としてあって、一九七五年に出雲大社と綾部の大本のみろく殿に参拝した。二つの聖地で龍笛を吹き、私はこれから出雲の神々の系譜、国つ神の神々の系譜の神道を研究していきますという誓いを立てたんです。

長谷川　来年で五十年、半世紀。

鎌田　一九七五年の三月のことでした。来年で半世紀を迎えますが、その五十年の総決算をすべき時期に来ていると思っています。

長々と私のことを話してきましたが、ここでようやく長谷川さんとつながる。というのも、調べれば調べるほどオオクニヌシは医療に関わっているんですね。

長谷川　オオクニヌシとスクナビコナ（少彦名）は医療の神様ですよね。大阪の浪速(なにわ)区に大国主神社、道修町(どしょうまち)には少彦名神社がある。古代の日本の国づくりはこの二人がペアですね。オオクニヌシは生産系、即ち稲作・養蚕・織物・製鉄・醸造、スクナビコナは医療系、即ち薬草・温泉の役割分担で全国を巡ったのですね。

『出雲風土記』には風土記の中では一番たくさんの漢方薬の名前が出てきます。今もう一度、新しい国づくりのためにオオクニヌシとスクナビコナは必要なのでは！

鎌田　オオクニヌシが因幡（いなば）の白ウサギを助けたという物語は、医療の発生でもあり、医療の一つのケアのかたちでもある。同時にオオクニヌシは国譲りをした神様でもあった。ガバナンスとして、戦争ではなく、和解でもない、国譲りという不思議な方策を編み出したわけです。

オオナムヂ（オオクニヌシの別名）は兄神たちに嫉妬とやっかみで二回も殺される。一度めは焼き石で焼き殺され、もう一回は木の股の中で圧死させられる。このままではまた殺されてしまうので、周りの人たちが父祖神のスサノオのところへ行って身を隠すように言う。そこからヤマタノオロチ退治などがあって、オオナムヂからオオクニヌシという神になって世を治めていくわけですね。

オオクニヌシは『古事記』では、大穴牟遅神（おおあなむぢ）、葦原色許男神（あしはらのしこお）、八千矛神（やちほこ）、宇都志国玉神（うつしくにたま）の四つ、『日本書紀』では大物主神（おおものぬし）、大己貴神（おおなむち）、葦原醜男（しこお）、八千戈神（やちほこ）、大国魂神（おおくにたま）、顕国玉神（うつしくにたま）の六つの名前がある。これらいくつも名前があるのは、それぞれに別の伝承があったということで、いくつもの神々が複合神として一つになったのがオオクニヌシ（大国主）という神様だと思います。つまり、いろいろな部族同士が婚姻関係を結んで習合しながら、このオオクニヌシの話を共有の物語として支えていたわけです。

そこには医療技術を持ってる人たちもいたでしょうし、歌を歌う人もいたでしょう。スサノオの「八雲立つ　出雲八重垣　妻籠みに　八重垣作る　その八重垣を」という歌は日本の歌の始まりであり、また、スサノオは天詔琴（あめののりごと）という聖なる琴の原所有者でもある。いろいろな意味で、出雲は芸能の発祥地でもあるわけです。つまり、医療的に人や動物を癒す行為と琴を弾きながら歌（和歌）を朗唱するという行為は、出雲式ヒーリングのコア・パフォーマーであるスサノオとオオクニヌシの二大特徴で、神道ソングライター&ガン遊詩人である私のアクションの原型はここにあります。

長谷川　出雲阿国もそうですね。

鎌田　そう。要するに、天皇家を中心にしたファミリーと、オオクニヌシを中心にしたファミリーという二つのファミリーがあることが重要なんです。縄文と弥生、あるいは鎌倉と京のように、二つあることが持つ両義性、両面性、相互補完性、こういうものの中に日本文化のダイナミズムがある。そのワン・オブ・ゼムとして神神習合や神仏習合があり、そこに民間信仰も接着剤としてくっついている。そして、それは同時に古代の医療、民間医療、ケアの文化、それら全部につながっていて、そういうものをこれから先の未来においてもどこかで活かすことができるはずだという確信があった。『翁童論』ではその辺の思想的整理と解釈をしていったわけです。

長谷川　習合的なものがケアにつながっているというのはどういうことですか。

鎌田　病気をどう捉えるか、どういう状態をもって治ったと判断するか、今風にいうと、患者のＱＯＬを定めるのは何か……そうしたことを問うていくと、逆にその人の死生観が問われることになりますよね。

実際に、ＡＤＬのようなアクティビティは、理学療法、作業療法などによってフィジカルな変化をもたらすことができ、それは医者や医療従事者の仕事の一つだけれど、どうやろうとも、やがて衰えてきたり変化を被ってきたりして、最終的には死に至る。そのときに、死にゆく自分自身のＱＯＬというか、死についてのありようを自分なりに納得するにはその人の死生観が働く。

その死生観の中には私の祖母のように民間信仰によって救われる人もいるだろうし、宗教的な信仰や信念によって救われる人ももちろんいる。

長谷川　そういう多面的な救われ方があるということですね。

鎌田　そこでは、宗教的なものの考え方や信念形成として、医療やケアの領域に間違いなく関わっていくはずです。と同時に、そこまでいかなくても、何かあの世のようなものがあるとか、祖先たちが山から子孫たちを見守っている――柳田國男のいう「山の神様」ですね――とか、あるいは海のかなたのニライカナイとか常世（とこよ）の国とか、そういうような他界信仰もある。こうした感覚は、いまの樹木葬とか海上散骨などの自然葬にまでつながっていると思う。

私の祖母は毎朝お日さまに向かって手を合わせ、お遍路さんがいたらお遍路さんにお接待を施し、地域の小さな祠（ほこら）の神様に毎日お参りに行くような人で、本当に民間信仰を生きていた人でした。「お坊さんになってくれ」と私に言うくらい、お坊さんを大事にしていたけれど、色即是空とか空などの仏教の思想の影響や学びはまったくなかった。それでも、仏教が持っている救い、ケアの力みたいなものはとても敏感に深く感じ取っていました。

そういう領域は間違いなくある。そこをどう捉えていくかを考えていく上でも、オオクニヌシのファミリーの系譜は非常に重要な意味合いがあります。

長谷川さんがやっていることは、国家的な枠組みの中でのメタ医療とその位置づけの再編成ですが、私は底の底にある超ベタ思考――メタというよりもベタですね――の共通母型、共分母をあぶり出そうとしているんです。ですから、長谷川さんと私が、一番上からと一番下からとでサンドイッチしながらこれからの未来の医療を提示したい。それが今回の野心的な目論見なんですよ（笑）。

「オニ」のオントロジー

長谷川　鎌田さんは、自分の世界観の出発点には「オニ（鬼）」の存在があり、そのオニ（鬼）の問題をどう解決したらいいのかとずっと悩んでこられたといろいろなところで語られていますね。

そこで質問ですが、八四年に貴船神社に『水神傳說』を奉納して、これから自分は国つ神を中心に神道を研究すると誓った結果、その問題は少しずつ解決したのですか。

鎌田　解決ではなく、深まり、つながり、広がっていることは間違いありません。

「オニ（鬼）」とは何かというと、私の中では「排除された者」という問いです。たとえば、オオクニヌシも排除されたというか引退するわけですね。国譲りをして、幽世（かくりよ）の神として引退して「神事」や「幽斎」をつかさどることになる。大本の出口なお、出口王仁三郎が顕わした「艮の金神」は鬼門の神だから鬼神（おにがみ）でもある。それで、大本の節分祭では「鬼は外」ではなく「鬼は内」という。

そして、私が天河大辨財天社[★10]に最初に行ったのは『水神傳說』を

★10――奈良県吉野郡天川村坪内にある神社。日本三大弁財天の宗家とされ、水の精、弁財天女を祀る。

出した一九八四年の四月四日、四・四・四・四の清明の日でした。その天河神社の秘められた特殊神事は「鬼の宿」といって、鬼を迎える民間の大嘗祭みたいな不思議な祭りです。鬼を先祖として迎えて、宮司が祭主として務めることのできる資格認定の場にもなり、毎年行なわれる代替わりのような、とても神秘的で不思議な儀式です。天河でも節分祭のときに「鬼は外」ではなく「鬼は内」と、年男が神社の拝殿の上から声高らかに大声で唱えながら豆まきをします。しかも、宮司は役行者★11に従う前鬼(ぜんき)・後鬼(ごき)の前鬼の子孫だといわれ、辨財天の少し上に上がったところに鬼の岩屋がある。

つまり、私の人生は全部「鬼尽くし」なんですよ。出口「王仁三郎」の名前は、もともと「喜三郎」だったのが、鬼っ子のように思われてるということで「鬼三郎」になり、それでは聖なる感じがないというので同じ音で「王仁三郎」になる。そうやってすべてがつながり、深まり、広がっているんです。

長谷川　なるほど。オニとはどんなかたちで遭遇したのですか。

鎌田　オニについてはいくつかの側面から語ることができます。一つは、とにかく巨大であるということ。子どもの頃に見たのは、天

★11——えんのぎょうじゃ。役小角(えんのおづぬ)とも。七〜八世紀に奈良を中心に活動していたと思われる、修験道の開祖。

井を貫くほどの巨大さで、それがこちらを見つめている。角があったかどうかははっきりしないのですが、「オニ」というしかない怖さでした。もっといえば、オニと宏大なる宇宙とが私の中で一つに結びついている。この感覚が私の「オニのオントロジー（存在論）」なんだということが最近分かりました。つまり、「オニ」は、私にとって「幽世」「幽冥界」や宇宙への導き手であり、案内者でした。

民俗学的な表象としては、小松和彦[★12]さんがいうような妖怪としてのオニがありますが、私が体感したあの恐ろしさというのは、そこには収まらない。むしろ、諸星大二郎[★13]の『暗黒神話』の世界が、私が感じたオニに近い。あの漫画は、縄文時代からの日本人の神の系譜を、スサノオ神話や諏訪（すわ）神話などさまざまな神話を題材にして独自の異界ワールドを描いたものです。面白いのは、馬頭観音が暗黒ブラックホールみたいに描かれたり、その背景には宇宙があることです。「あ、自分が感じていたオニは、諸星が描く『暗黒神話』の世界に非常に近いな」と思った。ヤマトタケルの生まれ変わりの主人公の武少年が諏訪や大分の八幡（はちまん）さんや日本の聖地霊場をめぐった末に、最後に、インドの最高神ブラフマンに選ばれた「アートマン[★14]」

★12――こまつ かずひこ。一九四七年生まれ。国際日本文化研究センター名誉教授・元所長。専門は文化人類学、民俗学、口承文芸論。

★13――もろほし だいじろう。一九四九年生まれ。漫画家。『暗黒神話』は、『週刊少年ジャンプ』一九七六年二〇～二五号に連載された。

★14――《元来は「いき」を意味し、さらに個人、身体を意味する語。我などと漢訳される。ウパニシャッドにおいて、個我であるアートマンは、世界の根本原理であるブラフマンと一致する梵我一如が説かれる。仏教では、個我を個我たらしめる要素としてのアートマンの実在を否定し無我を説く》（WEB版新纂浄土宗大辞典より）

になるという、日本神話とインド神話と『二〇〇一年宇宙の旅』のスターチャイルドが合体したような神秘ＳＦ漫画です。この『二〇〇一年宇宙の旅』も、私にとっては、もう一つのオニ神話であり、「暗黒神話」でした。

その宇宙性というか、引きずり込まれたらもう二度と出てこられないような底知れぬ怖さに加え、畏怖と魅惑が入り交じったヌミノーゼな神聖さがあって、何とも説明し難い。精神医学的にいうと、オブセッション、強迫神経症ということになると思いますが、そういう精神医学的な表象で分類されるようなレベルでは、自分が見たものは説明がつかない違和感がどうしても残る。

そこで、オニという存在は一体何なのか、という問いかけに常に立ち返っていくわけです。『水神傳説』は、そうした私のオニ・オントロジーに対する答えの一つなんです。

長谷川　もう一つ質問いいですか。

最初に『翁童論』というのを考えられたとき、翁と童と鬼とその三つの関係はどういうふうにあったのですか。

鎌田　先ほど言ったように、天河大辦財天社の柿坂神酒之祐[★15]宮司さ

★15――かきさか みきのすけ。一九三七年生まれ。六六年、天河神社第六十五代宮司に就任。二〇二二年三月、退任し名誉宮司に就任。

んは役行者に仕える前鬼・後鬼という夫婦の前鬼の子孫だといわれていて、吉野の前鬼像を見ると、まったく柿坂神酒之祐宮司さんとそっくりで、しかも子どもっぽいところがあるんです。たとえば、狛犬（こまいぬ）、沖縄でいえばシーサーですが、怖い狛犬もあるけれど、かわいい神様のお遣いみたいなのもある。天河の前鬼・後鬼には神様のお付きの童子神のような部分も含まれている。そうした幼童性がオニとつながってくるところはあります。それから、八幡信仰の重要テキストである『八幡愚童訓』[★16]には、八幡神が童子であり、また翁の姿に変幻する存在として描かれており、神話類型的にも童子神（どうじしん）と老賢者とは親和性と相互互換性があります。

長谷川　なるほど参考になりました。

鎌田　とにかく、祖母から聞いた民間伝承、お遍路さんの習俗、そして『古事記』やギリシャ神話といった神話など、ものの見方の根幹にそういう次元の違う窓があったこと自体が、私にとって救いだったんです。教科書や一般的にいわれていることとは別の説明の仕方、表現の仕方があるんだということ自体が救いだった。そうした説明、表現を生（なま）なかたちで演劇的に問いかけたのが「ロックン

★16――鎌倉末期に成立した石清水八幡宮の霊験記。蒙古襲来における八幡神（八幡大菩薩）の神徳を主題として成立した。

ロール神話考」で、著述的な詩的テキストとしてまとめたら『水神傳説』という物語になった。十八歳のときの「ロックンロール神話考」が序論とすると、三十三歳のときに書いた『水神傳説』がその段階での結論ということになる。

長谷川　それがずっと鎌田さんの中でつながっているのですね。

鎌田　つながっています。問題は、そうした私の考えが医療・医学とどう関係していくかということです。

これは魂の領域があるかないかということとも関連するのですが、たとえば「あの世」「天国」というものに対して、自分なりの回答や確かさ、納得がいかないと死んでも死に切れないという思いを持つ人は必ずいる。そういう本当に存在するかどうか分からないものについて、神話や宗教がこういうふうに語っているという見本、モデルを提示することが手がかりになるのは間違いない。その存在を信じて生きている人がいるし、それによって成り立つ儀式もある。カトリックの典礼にしても神道の祭りにしても、そういうことを前提にして何百年も何千年も続いている。この積み重ねによるリアリティは半端ではないものがある。

それは同時に、コミュニティの人たちの共有の文化でもあるから、コミュニティのインターケア、相互ケアを支えてもいる。そうした神話的思考や物語的思考を演劇的空間で展開していけば、信じる信じないのレベルではなくて、新たなセラピーになるのではないかという気がしています。演劇も一種のセラピーですから。

長谷川　演劇治療というのがあります。たしか、町全体を舞台にした演劇で認知症の人を治したり、ケアするというのをテレビで見ました。確立された治療法としても専門家による演劇情動療法やドラマセラピーがあります。最近では日本にやってきたイタリアの精神科医が、アニメを使うアニメセラピーというのまで提唱しています。考えてみれば、人類のもっとも古い治療法のシャーマニズムも一種のドラマ療法といえると思います。

鎌田　そういう演劇空間の中で、みんながアバターのように生きる。たとえば、今日はオオクニヌシ、明日はオオナムヂ、その次の日はアシハラノシコオといった具合に役柄を入れ替えていく。そうすることで心が解放されていくという面もある。

長谷川　これからは、ネット空間のＶＲ（ヴァーチャル・リアリティ）などでそういうことが行なわれていくのでしょうかね。

鎌田　すでに行なわれています。外へ出て行けない子がアバターがあることによってどこまで救われているか。一種の遊びですが、遊びは間違いなくセラピーになりうる。医療の規格というのはどうしてもがちっとした堅固な制度になりがちですが、遊びというのはそこからどんどん逸脱したり隙間に入り込んだりするので、メタ化する力や相対化する力もある。しかも、自由であることを担保することもできる。自由であることは、患者のＱＯＬを大切にするために絶対的に必要なプロセスであり、最後まで手放せないものの一つだと思います。

長谷川　手術と薬を中心とする近代の科学的西洋医学は、一貫して心の課題を扱うことが苦手でした。体の課題には百七十年かかってある程度何とか有効な手法も開発されてきたのですが、であるが故に今、心の課題が大きく取り残されています。近年のメディアの発達で、これまで使われてきた古い治療法も新たな可能性を追求できるのではないでしょうか。

第三部

医療システム改革と医療政策研究

鎌田　二十一世紀は、ニューヨーク同時多発テロ事件で幕が開けたわけですが、その後リーマンショックがあり、日本では二〇一一年の三月十一日に東日本大震災が起こった。その後も異常気象による自然災害が頻発して、世界中ガタが来ていて、満身創痍といった感じですね。そういう状況の中で、長谷川さんが医療政策官僚の経験を基にこれからの未来ヴィジョンとして何を持っているか。第三部では、その辺のところを中心に話してもらおうと思っています。

長谷川　第一部では主に、私の個人史をとおして二十世紀の「医療の課題」を、第二部では鎌田さんの個人史をとおして「宗教の課題」を語り合いました。第三部ではこれらを踏まえて「未来の展望」、特に私の役割としては未来医療の姿を示せということですね。

そのためにはもう少し医療をめぐる歴史状況をお話ししておく必要があります。未来を知ることはできません。しかし政治・経済・社会文化・技術（PEST）の現状分析によって迫れます。二十世紀の世紀末は鎌田さんが言うように、一九九〇年の東西冷戦体制の崩壊後、政治対立から宗教対立への転換、ほぼ同時期の一九九〇年には日本でバブル経済が崩壊して「経済成長なき三十年」が始まり、少し遅れて一九九五年頃のインターネットの普及から二〇〇八年頃のスマホの爆発的浸透、そしてそれに併行して第三次の新医療技術革新が進行し、PESTの四つの領域のすべてで大転換が起きました。日本は特に人口構造で転換の世界最先端を走り、一九九〇年に六十五歳以上人口が一二・一%で世界十九位であったものが、二〇〇二年には世界一位、さらに二〇〇七年には二一・五%と超高齢社会に突入し、二〇〇九年から総人口が減少し始めたのです。

人口予測は、人口慣性（Demographic Momentum）といわれる現象によりもっとも安定した予知とされ、これから三十年から四十年後はほぼ予想通りの社会となります。少し先走って国連・日本政府の長期の中位予測（二〇二三年推計）を見ると、二〇四一年まで六十五歳以上人口率は世界一を続け三五・六%に、二〇五六年に総人口は一億人を割り、二一二〇年には四九七〇万人と江戸時代に近づく。経済の実績は一九六〇年代の高度成長後、バブルが崩壊しても一九九五年には全世界のGDPの一七・六%と、米国に続く第二の位置を占めていましたが、二〇一〇年には中国に抜かれて第三位に、二〇二三年にはドイツに抜かれて第四位に、二〇二五年はインドに抜かれて五位になると予想され、シェアも四％にまで低下しています。日本政府も高齢化・低成長に対応して、オイルショック以降、中曽根（一九八二～八七）、橋本（一九九六～九八）、小泉（二〇〇一～〇六）、安倍（二〇一二～二〇）の四つの内閣で医療制度を含む行政改革が進められました。経済の停滞に対しては、サッチャー、レーガン、中曽根と並ぶ、小さな政府・規制緩和・民営化の、新自由主義と称せられる戦略です。

一九八五年に電電公社、一九八七年に国鉄、二〇〇七年に郵政が民営化され、二〇〇四年に国立病院、国立大学が独立法人化されました。さまざまな規制緩和が試みられましたが、いまだに経済は浮上していません。高齢化は直接医療・福祉に関連するので、のちに詳述しますが、一貫して政府が取り組んだの

国民総生産と高齢化推移　1956-2022

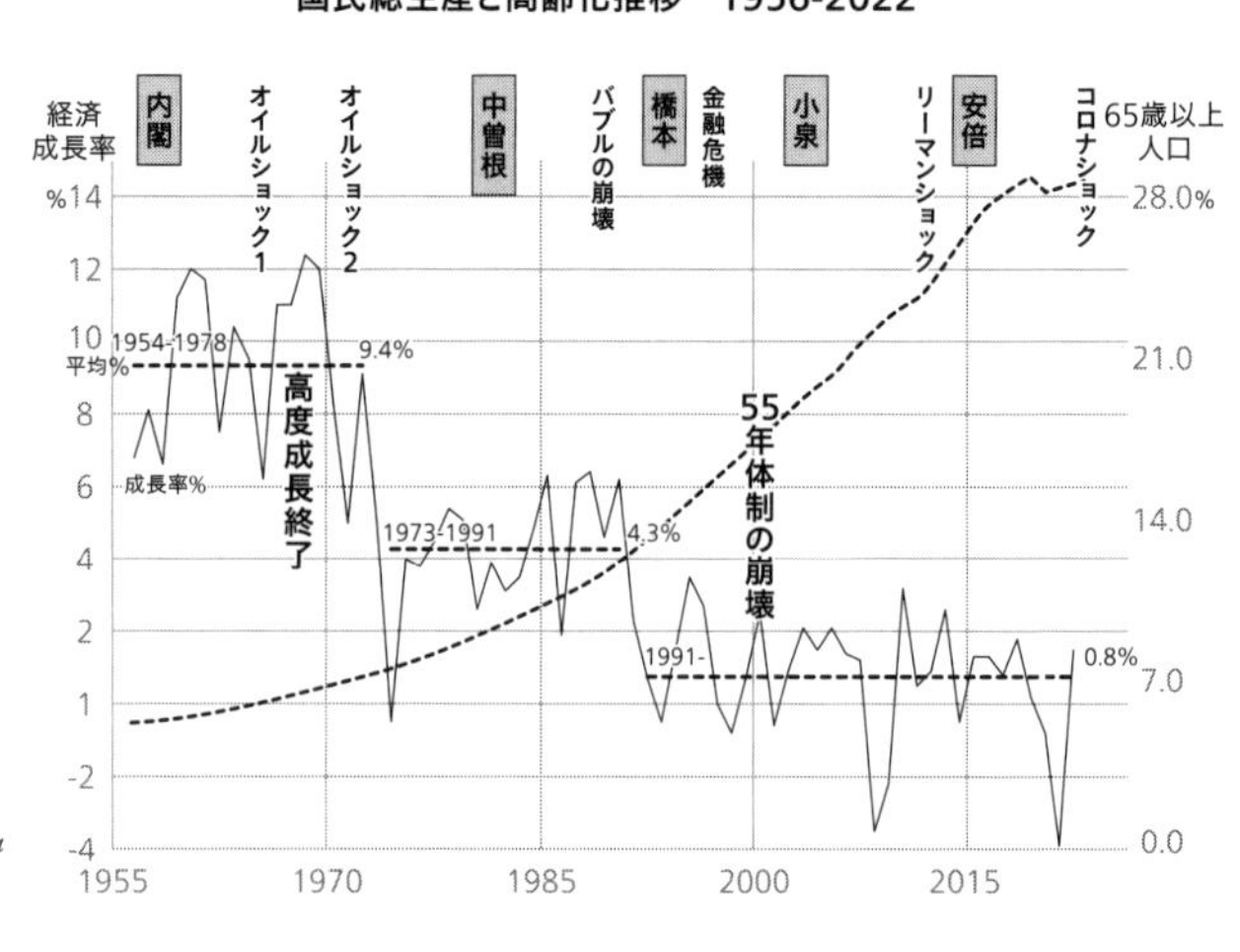

は、一九七三年の「老人医療費無料化」以後、急速に膨らむ高齢者の医療費の確保です。一九八三年の「老人保健制度」、二〇〇〇年の「介護保険制度」、二〇〇八年の「後期高齢者医療制度」と若年者の負担で高齢者の費用を捻出する制度を次々新たに創設しました。この間これらの制度改革に関連して、予防対策や医療提供体制、介護ケアについて次々新政策が打ち出されました。

ちょうどそのとき、私は行政の執行者から政策の研究者に転換してこれらの制度改革や新政策を支援する政策研究を始めました。一九九五年には国立医療・病院管理研究所の医療政策研究部長に赴任し、二〇〇二年には、国立公衆衛生院との統合で新設された、国立保健医療科学院の政策科学部長となりました。小さな政府機能という目的で合併、首都圏からの政府機能移転ということで埼玉県和光市に移されたのですが、戦後の医療行政を画する歴史的象徴的事件でもありました。国立医療・病院管理研究所の前身は病院管理研究所で、一九四九年にGHQの命令で、アメリカ流病院経営を学ぶよう当時の東京第一陸軍病院（現在の国立国際医療研究センター病院）の隣につくられたものです。国立公衆衛生院は太平洋戦争直前の一九三八年に、三年後敵国となるアメリカのロックフェラー財団からの支援を受けて設立されたもので、ドイツ流衛生学が主流であった日本で、アメリカ流の予防医学を学ぶ場となりました。ロックフェラー財団は一九一三年に国際保健部を開設して、感染症を中心とする世界の保健課題を取り上げ、同時に医学部とは独立した公衆衛生大学院を世界各国に寄付設立する、国際公衆衛生運動を展開していました。日本にはほかに聖路加病院の隣に都市型の、所沢に農村型の保健所を寄付しています。国立公衆衛生院の廃止に際してロックフェラー財団に連絡しましたが返事はありませんでした。日本はもう外国から援助をもらう必要がなくなったことを象徴しています。

二〇〇六年に、縁あって日本医科大学医療管理学教室に移るまでの十一年間の私の研究テーマは、がん、難病、高血圧などの疾病対策や「健康日本21」の総合的予防政策から、次第に医師の需給や医療事故予防などの医療提供体制に重点が移行し、大学に移る頃にはさらに高齢者の医療や介護ケア、それらを定量的に分析する健康保険介護保険の連結データベースによる統計的研究を始めました。二〇一四年に大学を退職してからは、いわゆる地域包括ケアの研究、さらには超少子高齢社会における保健医療介護の分野に限った研究では、限界を感じ、まちづくり研究に参加しました。

もちろん大学での八年間にはさまざまな医学教育の実験をしました。次の仕事場が医学校と決まったとき、死ぬ前にもともとのアメリカ留学の目的であった医学教育の改革を完成せよ、との天の声が降りたのだと思いました。滋賀医大で始めた問題志向型医学教育（ＰＢＬ）を発展させ、ハーバード大学で習った医学判断学を臨床の方法に組み込みました。医師の仕事とは何かを考えてもらうためです。医師とは、クライアントの課題を引き出し、看護師や薬剤師などの専門家と協力し、病床や薬などの物的資源を用い、自分もそのチームで専門家の一員として活動しリードし、その課題を解決する、昔の野球の古田敦也監督のように監督兼選手の「プレイングマネジャー」です。だから、医師にはクライアント、専門家とのコミュニケーションが大切で、信頼を得ることが出発点と分かるでしょう。

実は驚くべきことに、医学校では「医師は何をする仕事か」を言語化して教えているところはほとんどないのです、一部の私立医学校では高額な授業料を取っているのに。私は滋賀医大でＰＢＬ教育を実践したこと、ハーバード大学で医学判断過程の理論を研究したのでこう明言できるのです。医学部で教えるのは医学研究者なので、医者の仕事とは、医学研究過程、つまりデータをたくさん取って正確に疾病の存在を証明することだと教えてしまうのです。

もう一つ驚いたことがあります。知識の教え方が、四十年前の私が学生だった頃とまったく変わっていなかったということです。骨は骨、筋肉は筋肉、生理学、薬理学とそれぞれの学問分野ごとに教えられ、それら同士がどうつながるのか、そして患者とどう関係するかは、背中を押されて押し出された現場で考えろというのですから。昔と違っているのは細かい知識の量が膨大に増えたこと、おそらく十倍から二十倍では利かない、百倍、下手をすると千倍です。するとと学生はおそらく将来使うことのない膨大な知識を、覚えては忘れるの繰り返し、最後は疲れて、生きた人間には興味を持たない、医者に適さない医師をつくってしまいます。

そこで私は、要素知識をつなぐ方法として、新しい学問領域「進化生態医学」を構想したのです。進化学や生態学の理論を用いて、身体の各部分の関係、環境との関係をできるだけ俯瞰的につないで把握する視点です。私はそれを「時間の補助線を引く」と言っています。人間の、食べる、動く、生殖する、などの主要機能を、興味を共有するその専門分野の臨床の教授と掛け合いで、たとえば食べる機能の進化の歴史、病気の現状、予防の方法などを講義しました。この新学問体系は、教育のために開発したのですが、後に、複雑な疾患を持つ高齢者の医療のために有用と思いつき、今では二十一世紀の新医学全体の基礎科学の中核に位置づけています。

ここでもう一度、厚労省の研究所から大学の時代の政策研究の話に戻ります。予防分野の政策と医療分野の政策から一つずつ選び、二つに絞って詳しくお話しします。

まず予防政策では、二〇〇〇年に策定された総合的な予防政策「健康日本21」を取り上げます。これまでの受け身の「疾病対策」や「健康増進」ではなく、国民一人ひとりが自ら健康の目標を考え、それを社会からの支援を得て実現する「健康実現（Health Actualization）」の考えに基づいています。健康の国民への大政奉還と称していました。焦点が医療界ではなく国民に移行したからです。同じく二〇〇〇年に介護保険制度が始まり、介護予防も健康政策の目標となっていたのです。

それ以前は第一次（一九七八～）、第二次「国民健康づくり」（一九八八～）という運動があって、その第三次として「健康日本21」が策定されたのです。それまでは中年期に発生する三大成人病――心臓病、がん、脳卒中――をターゲットにして、それを生み出す背景にある病気、高血圧、糖尿病、高脂血症などのいわゆる生活習慣病をどう減らしていくかということが中心だったのだけれど、これからは高齢者のADL、あるいはQOLをどうやって高めていくかという方向に転換しなくてはいけない。それを健康施策の中に明確に位置づける必要がありました。

健康政策の策定で常に心がけていたのは、長期的展望に立って、現在何をすべきかをその場その場で積み上げていくこと、つまりバックキャスティング[★1]ですね。アメリカにいたときにニューエイジ関係のいろいろな人たちに話を聞きましたが、そこで理解したのは、社会全体が大きく転換しようとしていること、そして人口構成における超高齢化という意味では日本が最先端を走っているということ。そこから出発して、来たるべき社会に向けて現在何をしていったら

★1――「ありたい姿」「あるべき姿」を描いたうえで、そこから逆算して、今何をすべきかを考える思考法。

いいのか。そういう意識を常に持つようにしました。

次いで医療提供体制の政策について述べます。介護保険制度が始まる前年の一九九九年、横浜市立大学病院で患者を取り違えて手術を行なうという、あってはならないような医療事故が起きた。同時期に、その他にもいくつかの医療事故が起き、[★2]社会問題になったことで厚労省は本格的に医療事故の問題に取り組まざるをえなかった。実際それまでの厚生省、厚労省は、予防医療にはかなり力を入れていたけれど、医療の質や診療の内容についての医療政策はほとんどなかったのです。

鎌田　ということは、現場の医療に関しては各大学とか各病院に任せていたということですか。

長谷川　はい、日本の医療の供給体制は主に民間だから、厚労省はあまりグリップがなかったのです。

鎌田　管理能力、管理体制みたいなものが、厚労省は弱かったということですね。日本政府の省庁の特徴ともいえるかもしれませんが、言い方は悪いけど、民間に丸投げして押し付けたということかな？

長谷川　いい言い方をすれば、民間の創意に任せたわけです。悪い言

★2――一九九九年は、一月の横浜市立大学の「患者取り違え」に続き、二月には都立広尾病院で「消毒薬の誤投与事故」、七月には杏林大学病院で「割りばし事故」（綿菓子を食べていた男児が転倒して、喉を割り箸で刺し、杏林大学病院を受診して帰宅したものの、その翌日に死亡）と医療事故が相次いだ。

い方をすれば、末端の具体的な医療にまで目が届いていなかった。でも、それがいいか悪いかはかなり微妙です。たとえば、イギリスは国営医療で、ある意味すべて国が管理している。その対極にあるのがアメリカで、すべてをマーケットの動きに任せている。どちらも今大きな問題を抱えています。前者は想像を絶する待ち時間、後者は医療費の高騰です。日本の管理の度合は中間ぐらいで、それを踏まえて医療事故予防、医療の質、ケアの満足度といったものを推し進める必要がありました。

ところが、質が高いと思われていた二つの病院、横浜市立大と都立広尾病院の一九九九年の事故をきっかけに一挙に大きな社会的課題として医療安全政策が必要となった。ぼくはアメリカでレジデントの時代に医療事故にいろいろと関わったり、裁判所での証言などもしていたので、厚労省から医療安全政策をやれと言われたときに、「あっ、あれだ」とすぐに分かったつもりだったのだけれども、いざアメリカに調査に行ってみてびっくりした。アメリカ人の医療事故に対する考え方が、ぼくが留学していたときとはガラッと変わっていたんです。

それまでのアメリカでは、医療事故は訴訟への対策が主だったのだけれども、医療システムを整えることで事故を事前に少なくしようという考えが始まっていました。

考えてみれば、他の産業では、トヨタ方式のように5S改善シックスシグマにより質管理やリスクマネジメントをやっている。医療だけが遅れていたわけです。ともかく、当時のぼくは、アメリカ、ヨーロッパを中心に世界中を飛び回って新しい患者の安全を志向する政策の動向を吸収しました。

その頃から全世界的に医療の結果と質に関心が高まり、結果改善運動（Outcome Management Movement）が広がりました。その背景には、消費者運動、前述のマキューン教授の『医学の役割』、さらに技術革新で医療が複雑となったことが考えられます。日本でも一九九五年に病院機能を評価する活動が始まり、工場で使われてきたQC活動[★3]を病院に応用する動きも始まりました。しかしぼくは医療にはサービス産業などで工場でつかわれるQCは適さないと考え、顧客満足（CS）の研究を始め、まったく新しい調査法、事実を聞く質問票を開発しました。二〇〇四年前後で都合四百八十もの病院で入院患者

★3――QCはQuality Control（品質管理）の略。工場などでサービスの質を高めていく手法の一つ。

二十六万人、外来患者四十一万人に使ってもらいました。

　また、手術量と手術結果は相関するとの研究結果を受けて、病院選択に用いられるよう、手術件数を公表する活動を進めました。今では雑誌で発表されたりしてすっかり定着しました。病気を治しにきて病気になるのでは堪まったものではありません。今後も重要な課題です。

　話をここでいったんまとめると、二〇〇〇年代の初め、ぼくは主に医療供給のことをやっていましたが、一方で、発注を受けて疾病ごとの政策のプランづくりにも関わった。たとえば、がん対策だったら〝がん対策五カ年計画〟みたいなものです。その他、循環器、高血圧、難病といった疾病単位でプランを立ててやっていました。

　外科医のトレーニングを受け、日本に戻ってきてからはマネジメントや病院の経営にも携わった。そうした経験を統合しながら、発注に応じて個別の疾病の予防から治療、リハビリまでの一貫したプランを立てていきました。

　疾病担当の行政官というのは大体二年間で部署が変わるわけですが、ぼくのほうはある程度長く同じ場所にいることができる。そうすると、それまでに蓄えられてきた組織記憶、集団メモリーをぼくが引き継いで、次の人に渡していくことになる。ことに医療事故対策などは特にそうでしたね。

阪神・淡路大震災と地下鉄サリン事件

鎌田　二〇〇〇年から二〇二〇年ぐらいまでの流れの中で、長谷川さんがどういう仕事をしていたかを総括してもらいましたが、私と長谷川さんが再会してお互いの仕事の内容を理解しあったのが一九九八年ですから、それ以来、長谷川さんの仕事を横目で見ながら、私自身いくつかの接点を持ちつつ自分自身のやるべきことをやってきました。それを話しておきたいと思います。

　まず、私にとってもっとも大きい出来事、ターニングポイントというのは一九九五年です。この年、阪神・淡路大震災とオウム真理教による地下鉄サリン事件の二つが起こった。どちらも宗教的な意味で、大問題だった。何が大問題かというと、地震が起こった場所が野島断層が走る淡路島で、壊滅的な打撃を受けたのが神戸だったということです。このことを、私は宗教的なメッセージとして受け止めた。

『古事記』に書かれているように、イザナギとイザナミの二神が国づくりをするため、どろどろした下界に下ろした天沼矛（あめのぬぼこ）をすうっと引き上げると、槍の先からぽたぽたと滴が落ち、それが固まって島ができた。それが「オノコロ島」という名前の原初の産屋みたいなもので、そこで二神が性行為をして島々を出産していくわけですが、最初に生まれた蛭子（ひるこ）と次の淡島（あわしま）を子の数に入れず――これ自体の解釈も実にさまざまで重要なのですが、ここではパスします――最初の子神であり島として認知したのが淡路島なわけですね。その島が破壊されてしまった今、新しい国生み、国づくりをしなくてはいけないというメッセージとして、受け止めた。これはきわめて象徴的な出来事でした。

それに対するアンサーパフォーマンスとして、「神戸からの祈り満月祭コンサート」★4を行なった。一九九七年十月、伊勢の猿田彦神社で奉祝祭として「おひらきまつり」を開催したのですが、それが終わってしばらくして喜納昌吉（きなしょうきち）さんから電話がかかってきた。そし

★4――野外特設ステージでの出演者は、喜納昌吉&チャンプルーズ、満月オーケストラ〔ながのひろゆき〔竹鼓〕、鎌田東二〔法螺貝、石笛〕、佐々木雅之〔土笛〕、中川博志〔バーンスリー〕、ウベ・ワルター〔尺八〕、岡野弘幹と天空オーケスト〕、ラダヤ・トミコほか。

て、「鎌田さん、神戸で何かやろうよ。鎮まっていないと思うんだよ。亡くなった人も、生きてる人も。何か、やらなきゃいけないよ。『神戸』から『神の戸』を開こうよ！」とアジるんですよ。阪神・淡路大震災で亡くなった人たちを鎮魂供養するために、何かやらないといけないと思う、ついては一緒にやらないか、と。こんな「勧誘」に弱い私は、それで、一九九八年八月八日――「八・八・八」のゾロ目の並びの日――、そして満月の日に、神戸のメリケンパークを借りて、鎮魂慰霊の「満月祭コンサート」をやりました。

　その日の朝五時四十六分（阪神・淡路大震災が起こった時間）に野島断層に行って、市民のボランティアの人たち百名ぐらい――天河大辨財天社の柿坂神酒之祐宮司さんも二風谷（にぶたに）アイヌのアシリ・レラ[★5]さんも参加していました――で、神戸の方に向かって祈りを捧げました。

　そのときの実行委員長を、第一部にも登場した神戸在住の大重潤一郎さんに頼みました。大重さんとは、その年の二月に埼玉県秩父市で行なわれた『光りの島』（一九九五年製作）の上映会でお会いしたのがはじめてで、その縁で実行委員長をお願いしたんです。それ以来、大重さんとは彼が亡くなるまで盟友として共に伴走して、映画

★5――Asir Rera　日本名、山道康子。アイヌ活動家。一九四六年、北海道平取町生まれ。二風谷でアイヌ民芸店を営む傍ら、「沙流川を守る会」を立ち上げ、フリースクールも兼ねた「山道アイヌ語学校」を設立（二〇〇九年に閉校）。ネイティブアメリカンやアボリジニなど世界各地の先住民族を訪ね、シャーマンとして各地で儀礼も行ない、交流にも努めている（PAPERSKY Interview より）。

『縄文』、『久高オデッセイ』（全三部作）などを一緒につくりました。『久高オデッセイ』三部作は、私が製作担当、大重さんが監督で、ほぼ十二年かけて完成したものです。大重さんは二〇〇一年から神戸を離れて沖縄へ移住したのですが、二〇一五年七月、沖縄の赤十字病院で亡くなりました。私は、その最期、息を引き取るところまで大重潤一郎さんを看取って、その後の葬儀も、大重さんの納得するだろうアニミズム方式でフリーランス神主として司式しました。

もう一つのオウム真理教事件ですが、一九八〇年代前半、オウム真理教が宗教法人になる以前の「オウム神仙の会」のとき、麻原彰晃は阿含宗で修行したり、独自にヨガの修行をしたりしていた独立修行者でした。それが八〇年代半ばになると、空中浮揚などの超能力を売りものにして、『ムー』や『トワイライトゾーン』などのオカルト雑誌に登場してきて、そのあとオウム真理教という宗教法人になっていく。

麻原がまだオウム神仙の会をやっていた頃、麻原彰晃を「精神世界フォーラム」の一員として参加してもらうかどうかという議論になって、私は、彼らとは方向は違うのではないかと反対した。そして結果的に彼は「精神世界フォーラム」にはかかわらなかった。

　私自身はその直後ぐらいに、魔の体験をしたのですが、それについてはすでにいくつかのところで書いたり公表したりしているので、詳しくは言いませんが、その七、八年後、一九九五年三月二十日、私の「四十四」歳の誕生日に地下鉄サリン事件が起こった。そうしたことを振り返ってみると、符合というか暗合みたいなものが結構あったことに気がつきます。私が天河大辨財天社に最初に参拝したのは一九八四年四月四日、つまり「四・四・四」のゾロ目の日で、地下鉄サリン事件が起こったのは四十四歳の誕生日――このメッセージに対して、どうしても応えなければいけないと思った。

　私はオウム真理教の危険性を察知していました。それはのちに『宗教と霊性』★6や『呪殺・魔境論』★7で書いた「魔境」という問題と神秘体験の評価――神道では「審神者（さにわ）」という――をし、この「我（われ）即大日（そくだいにち）」とか「魔仏一如（まぶついちにょ）」とか「煩悩即菩提（ぼんのうそくぼだい）」という密教の究極論法の危険性とそこに巣くう煩悩のかたまりである自我のインフレーション（増殖・拡張）が起こる危うさについてもいくつかの文章を書いていました。仏教では「無我」を説きますから、根本的に我を拡張

★6――角川選書、一九九五年十月刊
★7――集英社、二〇〇四年九月刊。

する方向に対して、我というものをなくしていくという方向ですね。でも、いくら我をなくしても、麻原の我を自分の中にコピーして取り込んだりしたら乗っ取られるだけですから、そうならないような自分の審神者的な主体性を持たなければいけない。そこから、グルと弟子との関係性、修行集団のサンガ（僧伽）とは何か、宗教集団のコミュニティとは何かとか、この九五年にいろいろな問題が一挙に出てきた。

ですから九五年は、私にとって難題山積の年で、これをどう解決したらいいのか分からないまま、その年の七月、ケルトと神道の比較研究をするために、ジェイムズ・ジョイスの卒業したダブリン大学へ客員研究員として行くことになったわけです。

先ほど言ったように、阪神・淡路大震災によって、田中角栄的な日本列島改造計画ではなく、神話から発するところの日本の国生み、国づくりをどう再構築していくことができるのかという課題を自分が背負ってしまったと感じたところに、地下鉄サリン事件が起きて、宗教の再構築という課題も背負うことになった。実際、神戸の生田神社の楼門が倒壊したり、いろいろな意味で神社、お寺などの宗教システムが打撃を受けた。文化的にも信仰的にも、心の安心装置として働いてきたものが、今までのような安心・安全の装置たりえなくなってしまった。

そうした国全体が変革を迫られているときに、長谷川さんは医療システムの中で具体的な政策や課題解決に直面したわけですが、私は神話的にも、神社という形式においても、お寺というソーシャル・キャピタル、ソーシャル・リソースなり社会配分や配置としても、コミュニティの問題としても、もう一回宗教施設を問い直し、やり替えるという問題意識を強く持った。それが九五年でした。

しかし、具体的にどこから手をつけていったらいいか分からないまま、アイルランドに派遣され、そこから帰ってきていろいろなことをやりました。まず東京神田神保町の北沢書店で「石の宇宙展」という催しをやり、次にケルトと神道の比較研究のシンポジウムを國學院大學でやり、それを基に角川選書で鶴岡真弓[★8]さんと共編で『ケルトと日本』という本を出したり、いろいろなことを試行錯誤的にやった。

そして、九八年には先ほどの「神戸からの祈り　満月祭コンサー

★8――つるおか まゆみ。一九五二年生まれ。専門はケルト文化芸術研究・ユーロ＝アジア世界の生命表象研究。多摩美術大学名誉教授。鎌田東二との共編著『ケルトと日本』は角川選書、二〇〇〇年十一月刊。

ト」をやったのですが、実は神戸とは別に同じ年の十月十日、鎌倉の大仏で「東京おひらきまつり」を開催した。一九九八年は平成十年ですから、「十・十・十」のぞろ目の日でした。

これには新しい次の調和を目指すというような祈りが込められていたのですが、その一九九八年に、私たちは新たに東京自由大学[★9]を立ち上げた。大重潤一郎さんや作家の宮内勝典さんを含めて十人の発起人を集め、私が「設立宣言書」を書き、翌九九年二月二十日に最初のシンポジウムをやって、合宿とかいろんな講座活動を始めたというのがおおまかな流れです。その東京自由大学は、もう二十五年以上続いているんですよ。

東日本大震災とスピリチュアルケア

鎌田　阪神・淡路大震災から二十年近く経った二〇一一年、東日本大震災が起こった。実はその前後から次のシーンに入っているんです。それは「ケア」という領域でいろいろな動きが顕在化してきたということです。「心のケア」という言葉が出てきたのは、阪神・淡

★9——《自由で豊かで深い知性と感性と愛をもつ心身に自己形成してゆくための機会を創りたいと思う。まったく任意の、自由な探求と創造の喜びに満ちた「自由大学」をその機会と場として提供したい》（鎌田東二「東京自由大学設立趣旨」一九九八年十一月二十五日）。設立発起人（肩書きは当時のもの）鎌田東二（東京自由大学教頭、武蔵丘短期大学助教授・宗教哲学）、横尾龍彦（東京自由大学学長、画家）、福澤喜子（東京自由大学顧問、香禅気香道、感性塾主宰）、長尾喜和子（東京自由大学顧問、ギャラリーいそがや元代表）、池田雅之（早稲田大学社会科学部教授）、宮内勝典（作家）、大重潤一郎（映画監督）、原田憲一（山形大学理学部教授）、川村紗智子（陶芸家）、平方成治（東京自由大学事務局長、西荻WENZスタジオ代表）。現学長は島薗進。鎌田は名誉理事長。

路大震災のときで、京都大学の河合隼雄（はやお）さんの臨床心理学の流れと神戸大学の中井久夫さんの精神医学の流れ、この二つが大きな軸になっていた。

二〇〇三年には、厚労省が高齢社会にあっては、「重度な要介護状態となっても住み慣れた地域で自分らしい暮らしを人生の最後まで続けることができるよう、住まい・医療・介護・予防・生活支援が一体的に提供される」仕組みが必要だということで、「地域包括ケアシステム」を提唱するなど、徐々にケアの領域が社会問題として取り上げられるようになってきた。

そうした中で、「日本スピリチュアルケア学会[★10]」が設立される。それが二〇〇七年。その流れの中で、二〇〇九年に「グリーフケア研究所[★11]」が高木慶子[★12]さんを中心として出来上がっていった。高木慶子さんの後、島薗進[★13]さんがグリーフケア研究所の二代目の所長になって、現在、山岡三治[★14]さんが三代目の所長になっている。ちょっと時代が戻りますが、二〇〇三年には、東京大学に21世紀COEおよびグローバルCOEプログラム「死生学」が立ち上がって、島薗進さんがその拠点リーダーとなっています。

★10――スピリチュアルケアの理論研究と実践を行なっている医療関係者、宗教（キリスト教・仏教）関係者を中心とした二十五名の発起人が参会し、二〇〇七年に設立。初代理事長・日野原重明。現理事長・島薗進。

★11――日本で初めてグリーフケアを専門とする教育研究機関として、二〇〇九年四月、兵庫県尼崎市の聖トマス大学に設立。二〇一〇年四月、上智大学に移管され、上智大学大阪サテライトキャンパス（大阪市北区）と東京の四谷キャンパスの二カ所で活動。

★12――たかき よしこ。一九三六年生まれ。心理学者、神学者。上智大学グリーフケア研究所名誉所長。

★13――しまぞの すすむ。一九四八年生まれ。専門は宗教学、死生学、生命倫理。大正大学客員教授、上智大学グリーフケア研究所客員所員。東京大学名誉教授。

★14――やまおか さんじ。一九四八年生まれ。カトリックイエズス会司祭。グリーフケア研究所所長。上智大学神学部名誉教授。

ですから、二〇〇〇年代に入って、死生学、終末期医療、地域包括ケアというものが一挙に表に出てきて、ケアという問題に社会全体で取り組んでいかなければならないという流れになってきた。

そして、二〇一一年の東日本大震災では、津波による多くの身元不明者が出現した。その遺体をそのまま放置しているわけにいかないので、共同埋葬なり共同葬儀をしなくてはならない。そのときに、公共空間において共同の宗教的ケアができる宗教者が必要だということで「臨床宗教師[★15]」という新たな日本型チャプレン――チャプレンとは、主に欧米の病院などで宗教的ケアを行なう神父や牧師のこと――ができてくる。仏教でいえば、曹洞宗、臨済宗、日蓮宗、浄土真宗本願寺派、大谷派とか、それぞれ独自の教団の所属の中で、それぞれの流儀にのっとって葬礼を行なっていたのだけれども、どの宗派か分からない人たちのために、教団・宗派を超えて、共有できる普遍性を持った形の宗教的ケアとか傾聴とかスピリチュアルケアをやっていこうという形で出てきたのが臨床宗教師です。英語で interfaith chaplaincy というのですが、キーワードは〝インターフェイス〟です。それぞれの宗教には独自の信念、教義があるけれど、そ

★15――被災地や医療機関、福祉施設などの公共空間で心のケアを提供する宗教者。布教や伝道を目的とするのではなく、高度な倫理に支えられ、相手の価値観を尊重しながら、宗教者としての経験をいかして、苦悩や悲嘆を抱える方々に寄り添う。二〇一一年の東日本大震災を機に、東北大学で養成がはじまり、龍谷大学、鶴見大学、高野山大学、武蔵野大学、種智院大学、愛知学院大学、大正大学、上智大学などの大学機関もこれに取り組んでいる。二〇一八年三月に一般社団法人日本臨床宗教師会による「認定臨床宗教師」の資格制度がスタート（東北大学大学院文学研究科実践宗教学寄附講座ＨＰより）。

うした立場を超えて、お互いにインター、つまり相互浸透し理解し合っていく。

そういうことが公共空間の中でも必要になってくるという状況が、東日本大震災後、意識化された。その臨床宗教師の養成をいち早く行なったのが東北大学で、その後、龍谷大学、鶴見大学、高野山大学、武蔵野大学、種智院大学、愛知学院大学、大正大学、上智大学などでも人材養成を行なっている。先の東大の死生学プログラムにしろ東北大学の臨床宗教師の養成にしろ、国立大学法人でそうしたことが組み込まれたというのが画期的な変化です。

それまで宗教学というのは、客観・中立を旨として、特に国立大学法人だったら、憲法上の信教の自由、政教分離があるから、特定の一宗一派に偏ってはいけない。ところが、東日本大震災を契機として、超宗教的な、特定教団の枠組みを超えた形での臨床宗教師を育成する講座が立ち上がった。東北大学の場合には東北の風土もあり、東北の宗教者の地道な活動もあり、それが東北大学を拠点にしてできた。そして、東北大学、上智大学、龍谷大学などが協力関係を結んで、日本臨床宗教師会という資格を授与できる団体が二〇一六年二月に発足して、その初代の会長が島薗進さん、二代目の会長が私で、いまに至っている。

東日本大震災の後、本年（二〇二四年）一月一日に起こった能登半島地震を体験して、ますますインターフェイスという在り方が宗教の重要なポイントになると思います。

地域医療の革新

鎌田　話は変わりますが、日本にはかつて約八万の神社と約七万五千のお寺があったし、いまも実際にある。
長谷川　開業医の数、つまり一般診療所数は二十年前ごろから次第に増えて二〇二〇年には十万カ所にのぼっていますが、かつてはほぼ一定で七、八万カ所でした。
七万とか八万というのはマジックナンバーで、かつての日本には酒蔵がそのくらいの数あった。人口の多寡にかかわらず、人が歩いていける距離には必ず酒蔵があった。
生酒だったので飲む人が直接買いに行ける範囲に造り酒屋が必要

だったのです。

鎌田　いまコンビニの店舗数が六万弱ということですから、日本列島内の中でコミュニティを営んでいく上で、五万〜八万というのは一つの重要な数値になるわけですね。

元岩手県知事の増田寛也さんが『地方消滅』という新書を出したのが十年ほど前です。そこで言われているように、このままいけば人口減少と高齢化が相まって多くの地方自治体が維持できなくなる。するとどうなるかというと、間違いなく神社消滅、寺院消滅になっていく。なにしろ、氏子、崇敬者、檀家がいなくなるわけですから。そうすると、宮司も僧侶も、自分の神社、寺だけでは食っていけずにいくつもの神社・寺を兼務することになる。兼務が増えるとどうなるかというと、本当に必要なケアとか、地域の人たちとのやり取りなどがどんどん手薄になっていき、形式的に運営は維持していても、中身は空洞化してしまう。

だから、新たな日本列島改造計画というものを考えるとすると、地方コミュニティを維持するためには、文化的・歴史的資源としての有用なリソースとして神社と寺をうまく活用しなければいけない。

郵便局やコンビニというライフラインをつないでいくための重要な拠点があるけれど、それに加えて、神社やお寺を地域で公共化する形をどうつくっていくかということも大事だと思います。

そのときに、先ほどの臨床宗教師の役割が必要であるし、宗派、教団を超えていくインターフェイスの意識を持たなくてはならない。そのインターフェイスの意識を持つためには、長谷川さんが言うバックキャスティング、未来予測をして、どのようなライフスタイルとデザインがあれば使命感をもって宮司・僧侶という職業が成り立つことが可能なのか、そのモデルをつくっていかなければならない。

その点、医者は間違いなく職業として成り立つけれども、それでも見回り訪問医療とか、地域のための奉仕者という一面もある。そういう奉仕者としての一面もうまく調整していくような、社会のコーディネートが必要になってきている。その意味では、長谷川さんのつくられた「健康日本21」のモデルの中に、神社、お寺という宗教資源をも含む大きな意味での「ケアの社会システム」をどう再構築していくかが問われている。

長谷川　いま、実際にどこまで進んでいるかは知らないけれど、神社境内をヘリポートに使おうという案があると聞いています。神社というのは、立地的に安全なところに建てられているところが多く、一定の空間を持っているので、災害拠点としてのヘリポートのネットワークを神社を中心につくったらいいのではと。

もう一つ、個人のみならず集落そのものの看取りをどうするかという課題があります。地域包括ケアの話が出ましたが、鹿児島県の大隅半島にある肝付（きもつき）町に能勢佳子さん★16という非常に優秀な保健師さんがいて、その方がユニークな町づくりをやっていると聞いたので、会いに行きました。

そうしたら開口一番、「私は看取りをやっているんです」と言うので「ターミナルケアは現場では大変ですね」と言うと、「違う違う」と言う。看取りといっても、ある個人を看取るのではなく、集落の看取りをやっているのだ、と。肝付町には百三十ほどの集落があって、そのうち三十三が限界集落、高齢化率九〇％、一〇〇％が各一という、まさに未来の超高齢化社会を先取りしたような町なんですね。

★16――のせ　けいこ。肝付町役場企画調整課参事兼福祉課保健師、肝付町地域包括支援センター保健師兼主任介護支援専門員。

隣の集落まで五十分かかり、店も医療機関もなく孤立化する集落も多い。そこで能勢さんは、「共創のまち・肝付プロジェクト」というICT（情報通信技術）を活用した見守りサービスを始めた。町をICTの実証フィールドとして企業や研究機関などに提供することで、最先端技術を安価で利用できる環境をつくる。

能勢さんはこう言っています。「（東日本大震災のときには）肝付町にも津波警報が発令され、テレビで避難を呼びかける放送が流れました。私は、海岸の集落一軒一軒に電話をして状況を伝えましたが、ようやく全員に伝え終えたときには、すでに津波の到達予想時刻を過ぎていたんです。結果的に津波の影響はほとんどありませんでしたが、この出来事を通じて、『情報は、相手が受け取ってはじめて意味を持つ』ということに、あらためて気付かされました。何より大切なのはお互いにわかる言葉で情報を伝えること。難しい専門用語や知らない言葉では通じません」

鎌田　集落の組み直しというか、結び直しや再構築ということのネットワークですね。徳島県で村上稔[★17]さんたちによって始まった僻地フード供給サービス「移動スーパーとくし丸」の活動も、地域見

★17——むらかみ みのる。一九六六年生まれ。徳島市議会議員を三期務めたあと、（株）Tサポート代表取締役社長。『買い物難民対策で田舎を残す』（岩波ブックレット）、『買い物難民を救え！ 移動スーパーとくし丸の挑戦』（緑風出版）などの著書がある。

守り、地域ケアの一端を負っていて、これもこれからいっそう重要になると思っています。

長谷川　そう、今消えつつある集落同士の間を取り持ってお見合いをしているそうです。ある集落では獣害がひどく何年もタケノコを食べていないと聞きつけ、別の集落の人が持っていって、昔材木を切って川に流していた頃の賑わいの思い出話に花が咲く、といった具合だそうです。もちろん、他にも地域全体がなくなってしまうという問題に直面している地方はたくさんあって、それをどう看取っていくか。何百年もの歴史や文化を持つ平家の落人集落もあって、どう記録を残すかが大きな挑戦と言っておられました。

その場合、保健師さんはいわば「地域の師」であって、地域の師を各地域にどう位置づけていくのかは結構重要な課題だなと、彼女に会って思いました。

鎌田　ソーシャルワーカーも含めて、精神保健福祉士とかいろいろな保健師がいますが、宗教、医療、文化といったさまざまなものを含んだ総合的な地域コーディネーターが必要ですね。

安倍内閣のときに「ふるさとづくり有識者会議」という内閣府の

委員会が発足して、私はその委員の一人になったことがある。その会議で初めて官邸に行ったとき、法螺(ほら)貝を吹いたんですけど、おそらく官邸で法螺貝を吹いたのは私が最初で最後かもしれない。

それはともかく、第一回の会議に、私が基調報告をやったんです。そのときに言ったのは、新しい「地域風土記」をみんなでつくるべきだ、と。古代の律令体制のときに各国風土記をつくったわけですが、いま暮らしている自分たちの地域についての歴史、地理、経済などを地域が主体になって記した新しい風土記をつくらなければいけない。そして、それに基づいた公共的な政策を主導できる地域コーディネーターを配分すべきだと提案、要請した。地域コーディネーターの中に、臨床宗教師も含め宗教、医療、芸術などいろいろな分野の人たちを取り込んでいく。それでも消滅の危機を免れない地域も出てくるだろうけれど、その際にはそうした地域同士が互いに柔らかに溶け込んでいく、地域結婚みたいなやり方の中で地域同士を再結合していくような新しい結びつき方をつくっていかなくてはいけない。それは一つの方向性だと思います。

長谷川 「コンパクトシティ政策」[★18]というのがありますね。富山市な

★18――高密度で近接した開発形態、公共交通機関でつながった市街地、地域のサービスや職場までの移動の容易さ、という特徴を有した都市構造を目指す政策(「OECDグリーン成長スタディ　コンパクトシティ政策」より)。

どが有名ですが、人口減少と高齢化社会に対応をすべく、公共交通機関のネットワークを活性化し、周辺からの移動、交流を促進して中心市街地の活性化を図るという。正直、ぼく自身はそんなものは無理だろうと思っていましたが、実際に富山へ行って考えを改めた。確かに、富山市がしっかりしていくと周りの地域も活性化されるという構造になっている。そういうプランニングが重要なんですね。

鎌田　地域に根ざした医療を実践している人たちが結構出てきている。同じ富山の砺波(となみ)市に佐藤伸彦さん★19という知り合いの医師がいます。

長谷川　ぼくも佐藤さんの「ものがたり診療所」に何度か見学に行っていて、ついこの間も行ってきたばかりです。

鎌田　高齢の患者や終末期の患者一人ひとりが持つその人だけの「ものがたり」を中心に医療を組み立てていくというのが佐藤さんの方針で、住み慣れた地域で最後まで暮らせるように医療や介護を病院や施設だけではなく、生活の場でも受けることができる施設として〈ものがたりの街〉という施設を立ち上げた。現在は富山だけでなく、秋田県由利本荘市、北海道当別町、鹿児島県伊仙町、沖縄

★19――さとう のぶひこ。一九五八年生まれ。富山県砺波市の砺波サンシャイン病院で副院長として、高齢者医療にかかわる。ナラティブホーム構想の提唱者として、医療法人社団ナラティブホームを立ち上げる。また「ものがたり診療所」を砺波市でオープン。同診療所の所長を務める。

県宮古島市や南城市などでも佐藤さんに共感する人たちが同様のいろいろな取り組みを行なっています。

そうしたいくつかの芽はすでにあるのだけれども、もっと大きな県単位、市単位とかでは、まだまだ全体設計を持つまでに至っていません。

長谷川 結局、地域地域でさまざまなヴァリエーションがあって、なかなか全体的な動きにならないということもありますね。人材の問題もあるし、実際やっていくにはセンスも要る。さっき申し上げた能勢さんのように能力があって自分一人でやっておられる人もいますが、個人だけに頼らずに経験・ノウハウを交流してプールする場やシステムも必要です。

そこで必要なのは、地球全体、いや歴史全体を俯瞰するようなオーバービューイングな視点と、もっとミクロな草木虫魚のアンダーグラウンドな視点、その両方がなければいけない。この二つの間には地域による多様性がある。それらすべてを一挙に立体化して見る眼差しが、科学、医療、宗教、芸術といったさまざまな分野で求められていて、それら全部をつないでコーディネートできるようなつなぐ人〝インターパーソン〟が必要になってきている。これはこれからの未来人の絶対必要条件です。それを支える、学問ネットワークが前述のフォーラム・メタメディカです。

鎌田　私もそれに似たことをずっと言ってきたわけで、そのためにも医療界のインターパーソンである長谷川敏彦を紹介したかったんですよ。

そういう意味では、六十年前に『沈黙の春』や『センス・オブ・ワンダー』で薬害や環境汚染についていち早く警鐘を鳴らしたレイチェル・カーソン[★20]、あるいは『苦界浄土』の石牟礼道子さん[★21]などもインターパーソンといえるでしょう。人ではないけれど、一九七二年に発表されたローマクラブのレポート『成長の限界』[★22]も大きなインパクトがあった。

それらを宗教的なシーンで言うと、預言者の系譜ということになる。預言者は世界を暗号と見ているので、これから先に起こってくるさまざまな予兆をキャッチする。科学的にいえば、まさにバックキャスティングしているわけです。彼らには滅亡の声や世界が崩壊する音が聞こえている。時代の推移の中で、地球の声、環境の声、天

★20──Rachel Louise Carson　一九〇七～一九六四。海洋生物学者・環境保護論者。『沈黙の春』（一九六二）は、農薬DDPの危険性を訴え、自然破壊に警告を発した先駆的な書として大きな影響を与えた。

★21──いしむれ みちこ。一九二七～二〇一八。小説家・詩人。『苦海浄土──わが水俣病』（一九六九）、『天の魚』（一九七四）、『神々の村』（二〇〇六）と合わせて水俣三部作とされる。

★22──スイスにある民間のシンクタンク「ローマクラブ」が一九七二年に発表したレポート。このまま「人口の爆発的増加と経済成長が続いた場合には、人口、食糧生産、資源、環境などの問題を総合的に検討すると、百年以内に地球の成長は限界に達する」という内容。

の声といったいろいろな声を聞き、それをそれぞれの時代の中でくり返し警告しています。

人口遷移とケアサイクル

長谷川　今の話の流れをもう一度、一九七〇年代、八〇年代のアメリカでぼくが経験したことと重ね合わせてみて、未来医療の展望を考えてみたいと思います。一九六〇年代のアメリアの西海岸には、ヨーロッパや東アジアから多くの人が集まっていた。時代的にも、大きな文化の転換があり、必然的にみんな自らの世界観、ライフスタイルを変えて行かざるをえないわけですね。そうした流れに一番敏感だったのが詩人、具体的にいえばギンズバーグらのビートニクの詩人です。いわば彼らが預言者となり、それに若者が追随していく。それがいわゆるヒッピームーブメントになっていくわけです。

その若者たちも、七〇年代末から八〇年代になると、それぞれが社会の各分野――科学、農業、医学、心理学、経営学等々――に入っていく。その人たちがビートニクの詩人が予感し、ヒッピームーブメントで体得した世界観を各分野で展開していく。

鎌田　その一つの大きな文化潮流がニューエイジですね。

長谷川　だから、ニューエイジというのは割と俯瞰的なんです。何度も言いますけど、ぼくは運良く、ビートニクの詩人やニューエイジのリーダーたち十二人から直接話を聞くことができたんです。

詩人では、アレン・ギンズバーグ、ダイアン・ディ・プリマ。ビートニクの詩人たちは仏教に惹かれた人が多く、最初は禅が流行っていて、後にチベット密教に移った人も多い。第一部でちょっと触れましたが、ニューヨークのギンズバーグにインタビューしに行ったのですが、彼の部屋には仏壇があって、チベット密教の修行をしていたようです。インタビューの最後に、「おまえの旅の目的はなんだ?」ときかれ、「近代が終わりつつある今、近代の裂け目が見えている人たちにその裂け目から見えているものを聞いて回っている」と答えたら、「面白い、頑張れ」と言われました。ギンズバーグは一九五〇年代からその裂け目をずっと見つめ続けていたのですから。

ぼく自身は、時代の亀裂を敏感に感受したビートニク、ヒッピー、ニューエイジを通して近代の終焉の姿を見たわけですが、今はその亀裂が広がって、近代という時代は明らかに終わったということが、すべての人の前に明らかとなった。われわれはポストモダンという時代をどう生きていけばいいのか。これは、ぼく自身ずっと引きずっている問題で、鎌田さんと語り合うことで整理し直したいと思っています。

先ほど鎌田さんは看取りの人材面の話をされましたが、医療の面でいえば、さっきも言ったように、医療はシステムなので、まずは需要に対応できるような新しい医療システムをつくっていかなければならない。その場合、医療だけではなく、具体的に一人ひとりのケアの問題まで落とし込まないといけないというのが医療の実際です。その「目標」に向けて、具体的に「どういうケア」をすべきか、それを支える「技術の体系」、「専門家の育成」、それを運営する「組織と制度」、さらにはそのための「基礎医学や基礎科学」をどうすべきか……それらすべてをワンセットにつくる必要がある。

むろんそのためにはそれを支える「生命観」、「身体観」、「世界観」をきちっとつくらなければならない。こうした土台まで含めた問題を世界に提起できるのは、日本しかないとぼくは確信しています。

二〇二二年の春、日本医師会公衆衛生委員会の委員としてコロナ後の医療介護のあり方についてまとめ、百四十三の日本の医療学会をまとめられている日本医学会の門田守人（もんでんもりと）会長から頼まれて百二十年後の医学がどうなるか考え、資料を提出しました。ここでそれらの考察を基に二十一世紀の医療の展望をいくつかの側面に分けて提案してみます。未来予測には人口が一番安定していると言いました。そこでまず私の「人口遷移論」の概略を説明しておきましょう。

たとえば、日本のこれからの約二百四十年間の人口動態の推移を一般に高齢者を表す六十五歳ではなく、生産生殖を終える五十歳以上と五十歳未満で分割すると、一九七〇年代までは五十歳未満が全体の八〇~八五%を占め一定でした。これを「十九世紀型」とすると、二〇五〇年以降は五十歳未満が約四〇%くらいにまで減少して定常化する「二十一世紀型」に移行していくわけです。

現在は「十九世紀型」から「二十一世紀型」へ移行する過渡期で、さまざまな混乱が見られますが、いずれにしても「二十一世紀型」へ定常化する社会に遷移していくことは間違いない。混乱の原因は、過去の意識と未来の現実の間のズレです。遷移後社会においての医

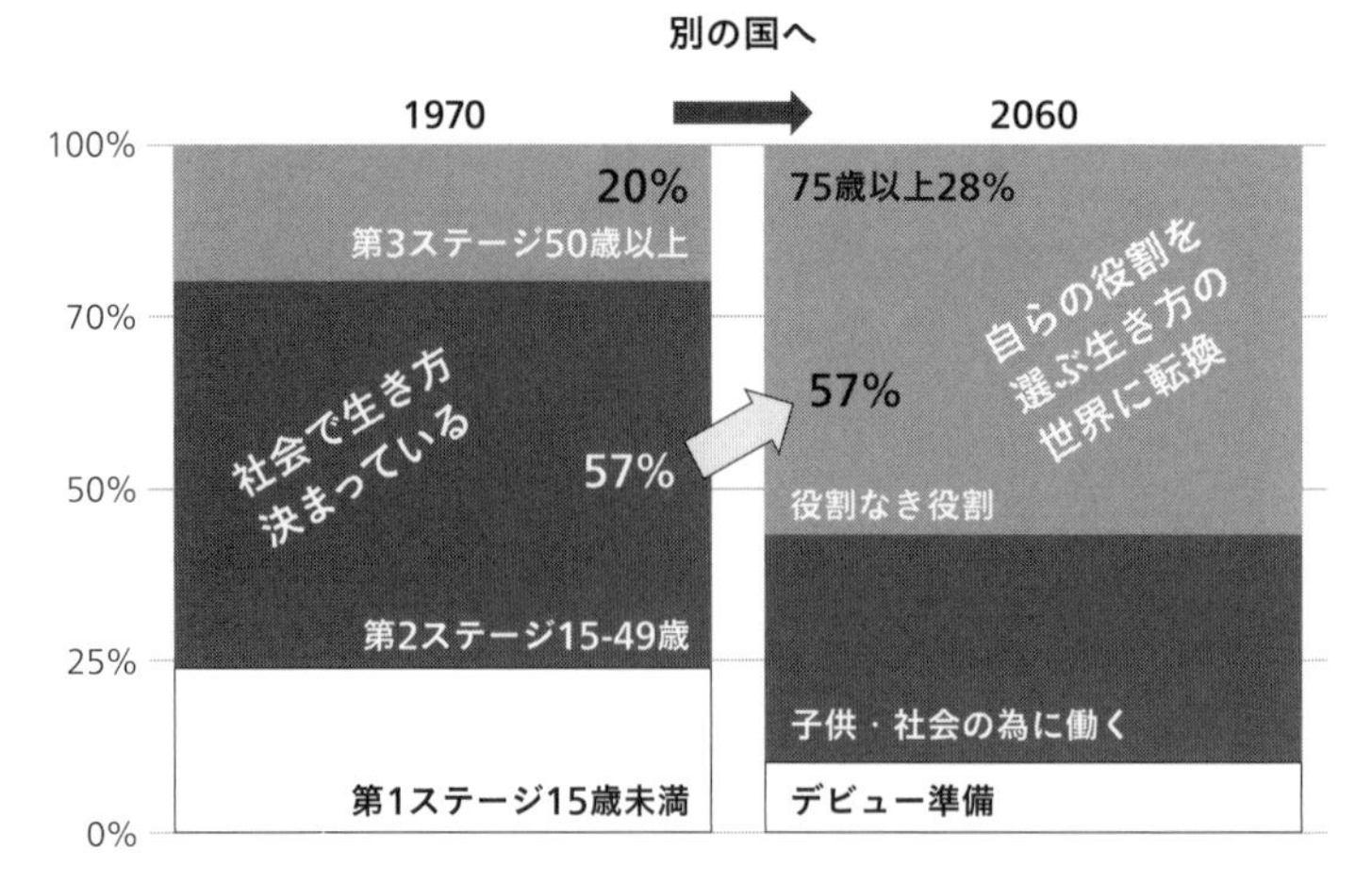
別の国へ
1970
2060
100%
70%
50%
25%
0%
20%
第3ステージ50歳以上
社会で生き方
決まっている
57%
第2ステージ15-49歳
第1ステージ15歳未満
75歳以上28%
自らの役割を
選ぶ生き方の
世界に転換
57%
役割なき役割
子供・社会の為に働く
デビュー準備
© T Hasegawa
RIFH.Japan
国勢調査　社人研2017年推計

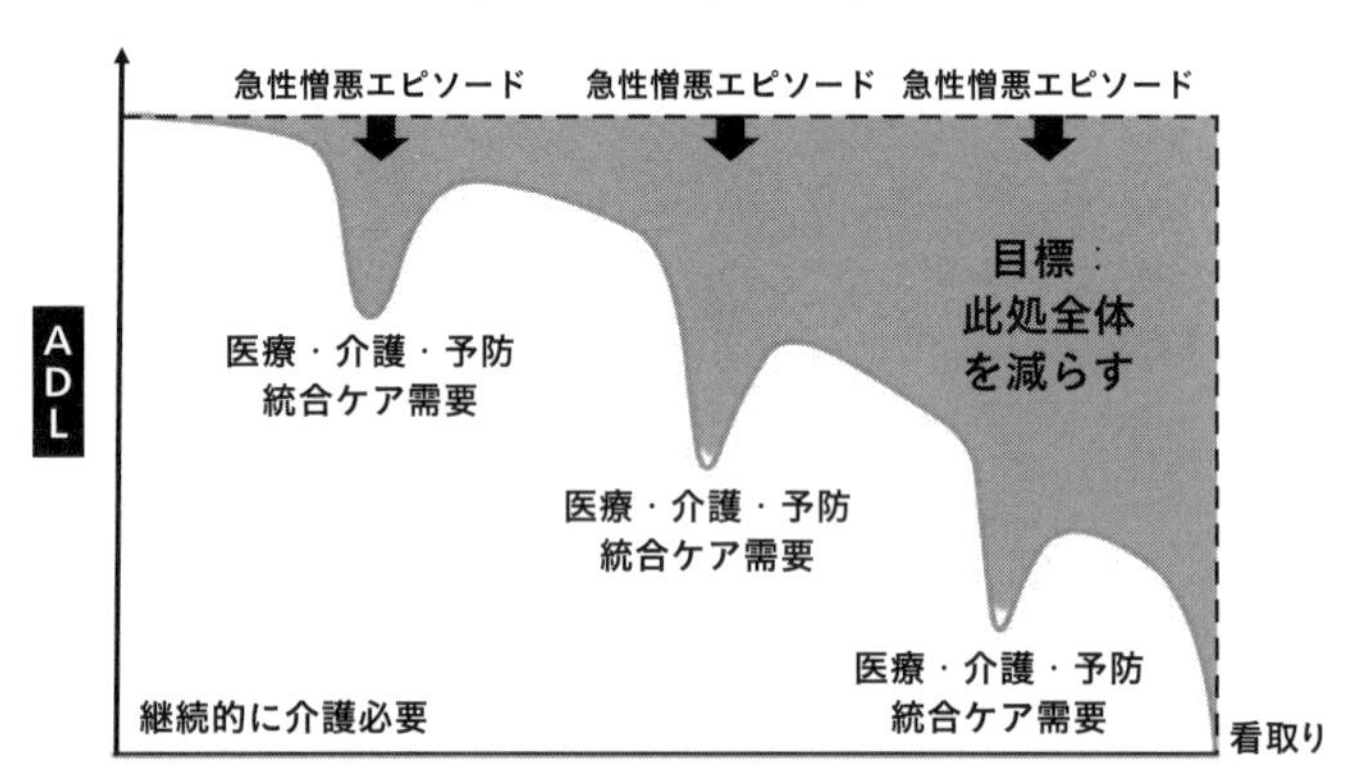
暮らしの中のケアスパイラル
（ケアサイクルを個人追跡）
急性憎悪エピソード
急性憎悪エピソード
急性憎悪エピソード
ADL
目標：
此処全体
を減らす
医療・介護・予防
統合ケア需要
医療・介護・予防
統合ケア需要
医療・介護・予防
統合ケア需要
継続的に介護必要
看取り
ケアサイクルでは疾病の治癒は難しく究極の救命は不可能！
© T Hasegawa
RIFH.Japan

人口遷移論

50歳で分割　250年間の推移

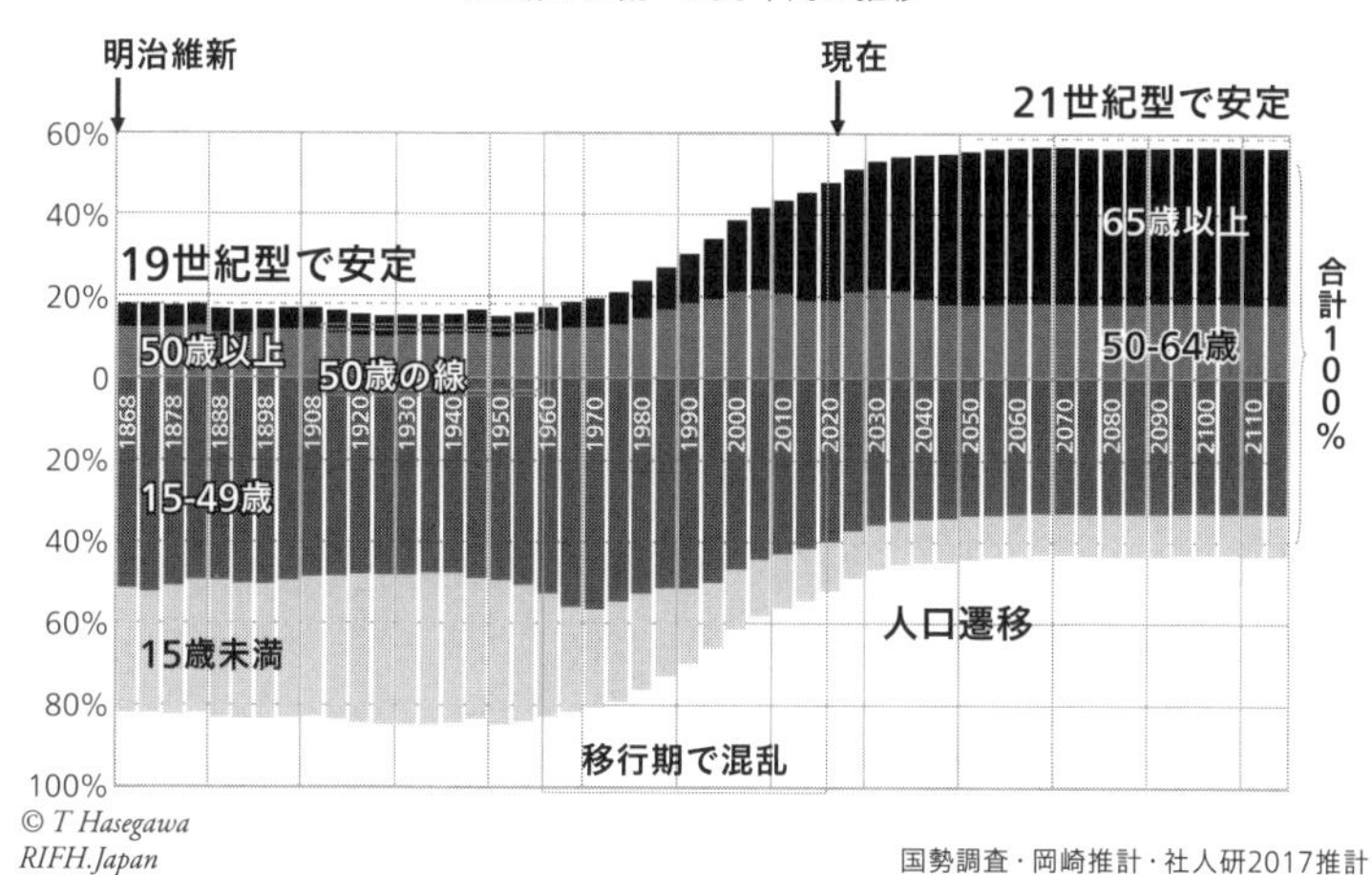

© T Hasegawa
RIFH.Japan

国勢調査・岡崎推計・社人研2017推計

人口ピラミッド 4時点

1900　男　女　75歳

2022　75歳　団塊　団塊Jr

2060　団塊Jr　75歳　Z

2120　75歳

© T Hasegawa
RIFH.Japan

日本政府予測2023

療から考えなければならない。

大きくいえば、「十九世紀型」人口に基づいて近代国民国家がつくられたわけだけれど、そのモデルは明らかに終わっている。それなのに、いまだに制度も意識も全部「十九世紀型」で残っている。

たとえば、若い人の急性期ケアは、今後十年か十五年ぐらいでほぼ半減する。そうすると、急性期ケアの治療の需要が減るわけで、その分ケアサイクル[★23]医療のほうに提供体制をシフトしていかなくてはいけない。

もう一つ、戦前は五十歳までに亡くなる人が多く、若い人の死はたしかに無念で防ぎたい。そして戦後は五十～七十四歳の中年期の死亡が中心となり、その年齢で一家を支える人たちに死なれてしまうのは恐ろしいから、「死」というものに対して真正面から向き合うことを避けてきた。ところが、これからは七十五歳以上で死ぬことが普通になっていく。そう

死亡年齢推移　年齢グループ別1900-2115

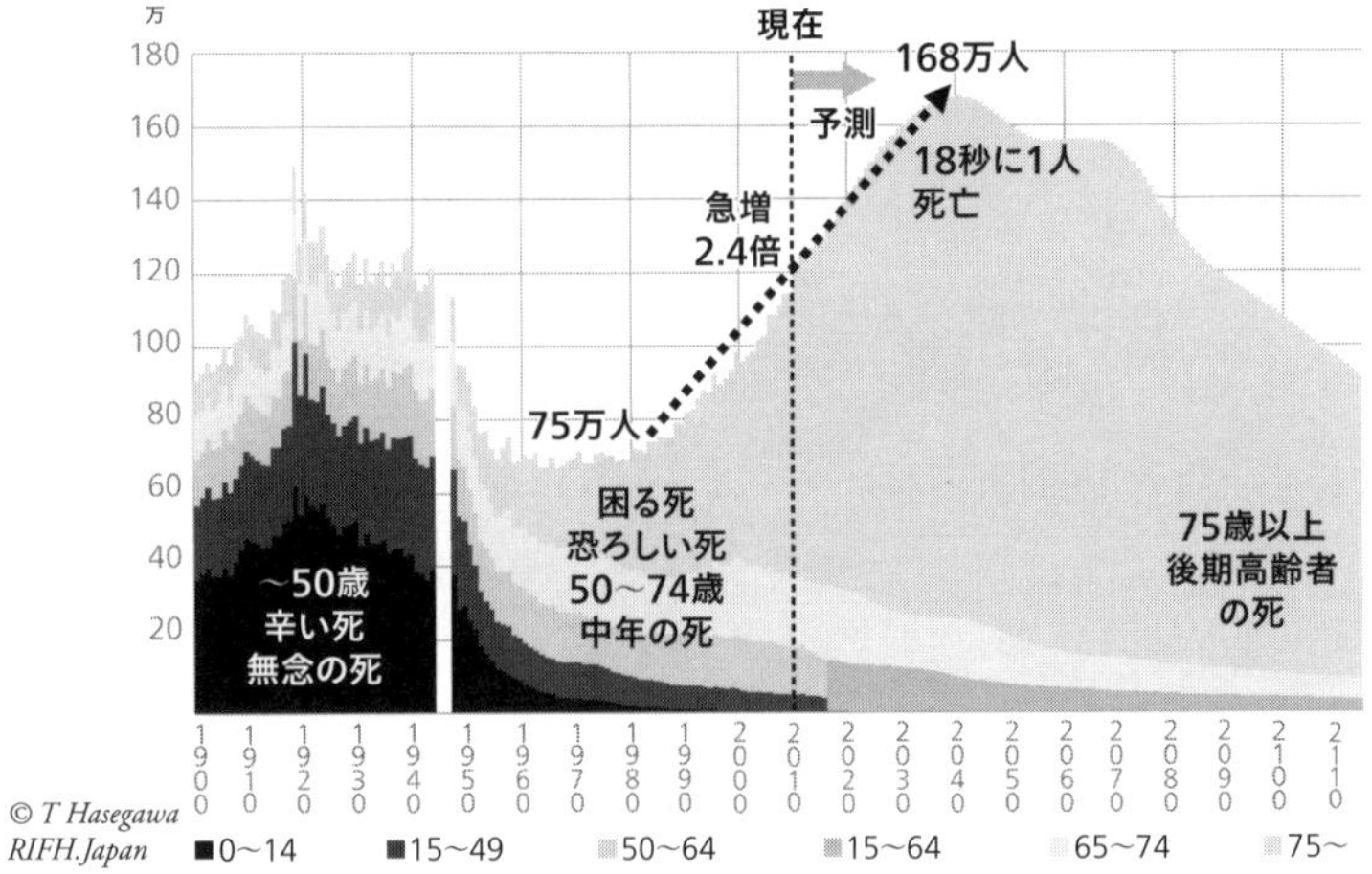

すると、死の受け止め方も変わってくる。ただ、死者そのもののボリュームは大きくて、日本では毎年百七十万もの人が死ぬと予測されている。これを上回ったのはスペイン風邪が蔓延した三年間（一九一八〜二一）と第二次大戦中だけです。

戦争中はデータがないので正確には分かりませんが、今後日本史上かつてないような数の人間が死んでいくわけです。毎年百七十万人というのは今の熊本県の人口とほぼ同じ。毎年、熊本県の全人口とほぼ同じ数の人が亡くなっていく。それが今後五十年間続いていく。ですから、死ぬということはごく普通の現象で、個人個人にとって寂しいし辛いけれど、非日常なものからごく普通の日常的なものへ変わっていく。

多死時代における医療のあり方

長谷川　そういう意味では、これまで近代の医学というのは異常な死との戦いだったわけです。病院は戦場であり、病院で亡くなると「申し訳ありません、薬石効なく亡くなられました」ということにな

★23——《ケアサイクル論とは、古典的ケア過程論を、実態を踏まえて捉え直し、ケア過程の様態を論じたものである。言い換えると、「長期ケアに入った人に想定されるケアの動的・循環的過程の様態」を指す》（長谷川敏彦「ケアサイクル論——21世紀の予防・医療・介護統合ケアの基礎理論」）

る。一方、家で亡くなると「頑張りましたね、大往生されてよかったですね」と言える。だから、場所自体の持っている構造も転換しなきゃならない。そのためには、〝普通死〟を支える方法が必要です。

ぼくが尊敬する、東京の山谷（さんや）で在宅医療をやっている伊藤憲祐さん[★24]が、五、六年前に突然私のオフィスに駆け込んできて、「長谷川さん、大学の医学生に、普通の死というのを教えないとダメです」と言うんです。学生たちが学ぶ医療のメニューには異常死しか載っていない。そうすると、その異常死をなんとかしようとさんざん時間と技術を駆使して抗（あらが）おうとするのだけれど、結局はご本人も家族も社会もアンハッピーになるという構造になっている。もっと、死というものは普通であることを受け止めましょうと。医療界は押し売り産業なので、普通死をリストに入れないとクライアントは異常死を無理やり押し売りされる。

もう一つ、周死期の提案です。死というのがいわゆる生物的な死でぴしっと終わるわけでなく、生物的死、心理的死、社会的死という三つの側面がある。たとえば生物的死の前から次第に体の一部が死んでいくわけなので、死はその前からすでに始まっているともい

★24——いとう けんゆう。一九七一年生まれ。あやめ診療所（東京都台東区）の院長として山谷での高齢者の在宅医療に携わる。

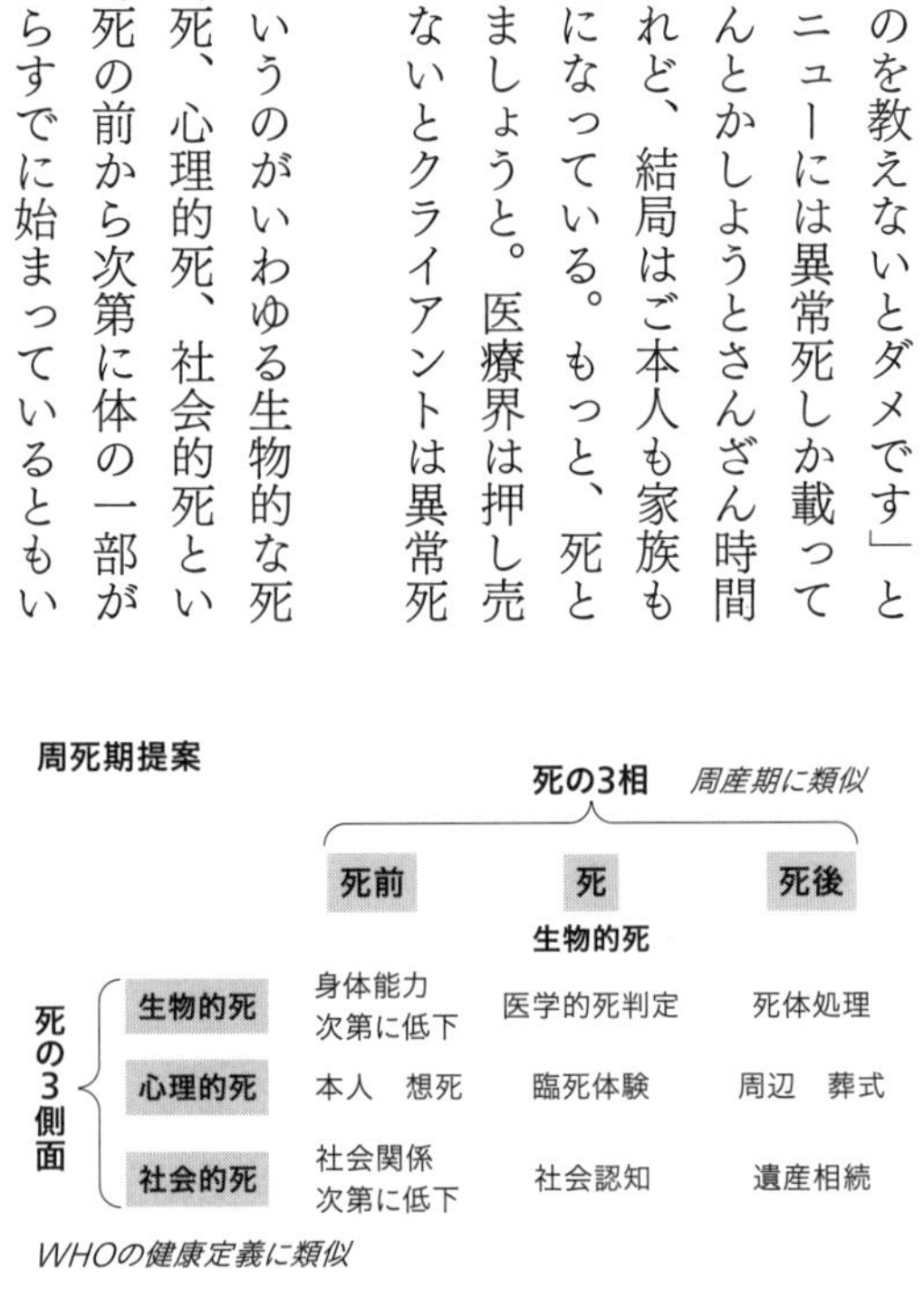

えるし、死んだ後には遺産相続とか葬式とかの社会的死も待っている。だから、幅広く死を捉える必要があるのではないか。実際、出生時については周産期（妊娠二十二週から出生後七日未満までの期間）という言葉がありますが、同じように「周死期」というのを考える必要があるのではないかという意見です。

そういう死の再定義と同時に、先ほど言ったように、これからの日本は本格的な〝多死時代〟に入る。

鎌田　ほんとうにそのとおりですね。

長谷川　まさにわれわれは医療・死についての大きな課題に直面しているわけです。それを考えるのは医者である必要はまったくないけれども、少なくとも、医者はこの問題を考えた上で役割を果たさなくてはいけない。

さらに医学の体系を少し大きなスパンで考えてみましょう。近代西洋医学は、十九世紀後半にドイツのウィルヒョウ[★25]が提唱した「細胞病理学」という理論が基礎になっている。しかし当時ドイツは、平均寿命が三十歳台で、六十五歳以上は全人口の五％、病気も一つの疾病が一時期に発症するものでした。病気の主な原因は感染症や

★25——Rudolf Ludwig Karl Virchow　一八二一～一九〇二。ドイツの病理学者。連続講義をまとめた『細胞病理学』（一八五八）は各国で翻訳され，病理学のバイブルとなった。

外傷で、医療に期待される役割は病気を治すことだったので、医療と福祉を切り離して、独立した制度として運用することが可能だった。ところが、「人口遷移論」の話の中で言ったように、平均寿命が八十五歳以上となった現代では、高齢者は複数の病気を同時に抱え、症状の悪化と改善を繰り返しながら生活するのが常態となり、もはや病院で完治することは期待できない。それにもかかわらず、いまだに医療界の教育はウィルヒョウ以来の要素還元主義的特定病因論に基づいて行なわれている。

　今後の医療のゴールは、悪い部分の除去ではなくむしろ、ＡＤＬ「日常生活動作能」とＱＯＬ「生活の質」を高めていくところにあって、新たなゴールへ向けてケアもシステムも変わっていかなくてはいけないのだけれど、この新たな体系がまだできてない。その体系をつくれるとしたら日本、および韓国、中国という東アジアの国しかありえない。大東亜の共老圏としての課題です。

　というのも、日本では介護保険・医療保険のデータベースが充実していて、そこにＡＩを使えば、新しいＡＤＬの方向を予測することができる。医療保険のデータと組み合わせれば、一番ＡＤＬ改善

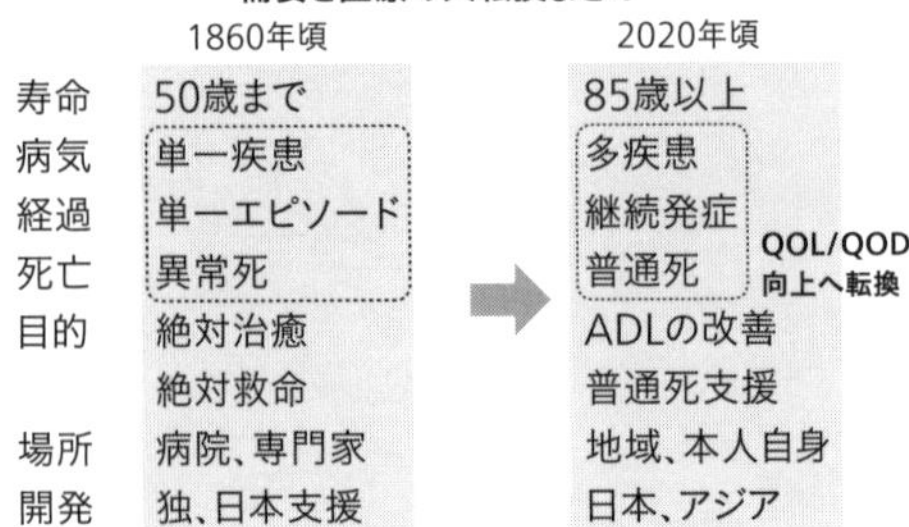

に有効な医療行為も抽出できる。医療行為の結果評価もＡＤＬ／ＱＯＬに転換しないといけない。韓国も介護認定に日本と同じセットのＡＤＬを使っている。すでに合わせてアジアの一・八億人をカバーしている。

その場合、切れ切れの横断的なデータではなく、一人の人間を継続的につないでいくデータが必要です。それを束ねてコホートとして集団統計分析やＡＩクラスター分析をする。実は、日本のすべての市区町村では、そういう一人の人をずっと追っていけるデータベースづくりための元データ、つまり介護保険の認定データは存在している。今のところは縦割り行政と同時に具体的なノウハウがないので使われずにほったらかしとなっていますが。元来は健康のために集めたデータではなく、保険の請求データなので、データのフォーマットを理解してつくり換える必要がある。もともと診療介護報酬請求のために集められたデータなのでそこそこ正確です。

結局、いままでのケアは単一エピソードをベースにつくられているから、その単一のエピソードの原因を理解し、それに介入するということをやってきた。しかし実際には、さまざまな疾病を抱えながら良くなったり悪くなったりを繰り返していく。そういう多様な状態に対して適応できるようなシステムをつくらないといけないのだけれど、日本に限らず世界中どこでも医学というのは、患者がやってきてから対応するという待ちの姿勢なんです。

しかしこれからは積極的に予防を講じる必要がある。一定の年齢を超すと複数の慢性基礎疾患があり、それが急速に悪化して治療、場合によっては入院を必要とし、治療が成功して安定しＡＤＬが改善すれば在宅に復帰できるが、また次の急性悪化を繰り返して死に至る経過をたどるというサイクルの実態があります。その際ケアのゴールの優先順位は、疾病の治癒よりＡＤＬ改善となる。たとえば肺炎の治療は成功したが寝たきりになったのでは当事者、家族、専門家、保険者すべてを不幸にしてしまいます。ケアサイクルの概念を、当事者・家族・友人・地域医療者・病院医療者・介護者・地域の住民、つまり地域包括ケアの関係者が共有することにより最適のケアを選択して地域の資源を活用できるのです。

つまり、ＡＤＬをきちっと測って、どういうふうに世話すれば、ＡＤＬが保たれ、かつＱＯＬを上げることができるかという方向にケアは変わっていかなければならない。このケアサイクル論は、最初は高齢者のケアの実態から思いついたことなのですが、きちっとしたデータに基づいて一人ひとりの経過を追っていくケアを必要とするのは、いわゆる「発達障害」、「小児慢性病」、「職場うつ」、「難病」といった状態に対しても有効なのではないかと思っています。

だから、新しい二十一世紀の医療の一番のコアは、人口遷移とケアサイクルを支援できるような医療システムで、現在の医療システムをどう脱構築し再構築するかということですね。

鎌田　大きい流れとして、今確実に多死時代を迎え、超少子・超高齢社会の未来ヴィジョンということでいえば、日本、韓国、そして中国という東アジアの三カ国が、ここ数十年の帰趨を体現してしまわざるをえない。こういう時代状況になったことはもう間違いない。

東アジアにおける老いと死を踏まえた社会構築、つまり、地域・コミュニティやグループのケアシステムやネットワークがどのように可能かが問われてきているわけですね。宗教の側からその問題を見ていくと、東アジアに共通している文化というのは、一番中心のマグマ的なところに、従来の宗教学の概念を借りれば、アニミズム、プレアニミズム、シャーマニズム、トーテミズムといった原始宗教的な段階があり、その上に道教、神道などの民間信仰や民族宗教が乗っかり、さらにその上に仏教、キリスト教、イスラームのような世界宗教が入ってくる、という大きい流れがある。

長谷川さんが言う、医療全体を俯瞰するための新しい医療システムへの転換を図るには、そうした意識転換を図る新たな宗教のフレームが絶対に必要になってくる。そうすると、宗教自身もまた、地球全体の中から見通す視点を持たなければならない。

そのためには、各宗教同士がそれぞれの信仰の立場を互いに認め合いながらも、その宗教がどういう成り立ちをしているかについて共通理解をつくっていく必要がある。共通理解はどういうふうにしてできるかというと、一つはメタ・レリジョンズ（meta-religions）。メタレベルの宗教の包括的な見方をつくらなくてはいけない。それには、宇宙ステーションみたいなところ、あるいは月から地球を見るような形で、地球全体の宗教の営み、人類の営みを見る視点をつくること。

もう一つは、クロス・レリジョンズ（cross-religions）。宗教と宗教との間に、交差していく――これは伝播的な交差もあれば、ユングが言うように元型的に、どのような宗教でもどこかに持っている構造みたいな、そういうクロス・レリジョンズもある。さらに、共に協力協調コラボするコ・レリジョンズ（co-religions）、また限定的な共通の核になるものがあるプロト・レリジョンズ（proto-religions）、それらすべてをひっくるめたインター・レリジョンズ（inter-religions）が再共有されなければならない。

つまり、メタなインターフェイス・レリジョンの視点とネットワークが不可欠だということです。

能登半島地震からの警鐘

鎌田　長谷川さんが提唱しているパラダイムの一つに「進化生態学的医療論」というのがありますね。

長谷川　ええ、初めは医学教育の方法として考えた理論ですが、さらに医療全体に対する世界観、生命観に進化的なアプローチが必要だと思うようになりました。新たな医療システムはゴールやシステムの各要素を構築する必要のみならず、そのシステムが拠って立つ自然観、身体観が必要です。従来の近代医学もゴールから身体観まで統合的なワンパッケージになっています。

これまでの近代医学はデカルトの心身二元論に基づく機械的身体観です。そのずっと先にはキリスト教的世界観があるかもしれません。どうも西洋近代の概念では時間感覚を欠く傾向にある。現在は過去の積み重ね、現在の身体理解には、時間の補助線を引く必要があります。その基本となる手法が進化生態医学★26です。

鎌田　私も進化生態学的宗教論、進化生態学的宗教史が必要だと思っている。それが一時期の梅棹忠夫の『文明の生態史観』を超えるものだと思っています。

二〇二四年一月一日十六時十分に、能登半島地震が起こりましたが、私はあの地震から一つのメッセージを受け取りました。日本列島を一つの身体だとすると、能登半島が首から上のように見えた。その頭頂に近い鼻先か鼻上のようなところに真脇(まわき)遺跡という縄文遺跡がある。真脇遺跡は草創期から晩期までの約四千年近いタイム・スケールを持っていて、よく知られている青森県の三内丸山遺跡よ

★26——進化という時間の補助線を引くことにより新しい世界観、人間観、疾病観そして健康概念の構築をめざすもの。一四二〜一四三頁参照。

りもスケールが長い。遺跡の周囲は三方山に囲まれていて、まさに空海が虚空蔵求聞持法をやるにふさわしいような土地です。東側に九十九湾（つくも）という七尾（ななお）の海があり、あそこで対馬暖流とリマン海流がぶつかる。海の幸が非常に豊かで、遺跡からは三百体近いイルカの埋蔵骨が出てきている。

遺跡の中央は広場になっていて、その真ん中に高さ十五メートルぐらいの十本の柱が環状に立っている、ウッドサークル（環状木柱列）がある。三内丸山遺跡にも六本の栗の木が立っていますが、あちらはサークルではなく平行に並んだ物見櫓（ものみやぐら）的構造で、その形態・世界観が全然違う。私が三内丸山遺跡よりもこの遺跡を未来的なヴィジョンとして重視するのは、ウッドサークルの内と外の世界観が明確に分かれていて、密教でいう胎蔵界と金剛界のように「不二（ふに）」、つまり、二元対立ではなく、相互浸透的な「不二」の構造になっていることです。

とりわけ、重要なのは、十本のウッドサークルが、石斧で半分に割った巨大な丸太柱の平たい部分を外側に向け、丸くなっているほうを内側に向けているところです。ここからは、解釈になりますが、これは、宇宙の声、生命の声を聴くパラボラアンテナで、外側が金剛界、内側が胎蔵界の「金胎不二」の構造になっている。とにかく、すごい。長谷川さんもぜひ行って、その中に入って、宇宙の、いのちの声を聴いてくださいよ。

これからの社会のモデルは従来のソリッドなものではなく、この遺跡の建築学的構造、つまり、今回の能登半島地震でもまったく倒壊することのない柔構造のようなくらげのようにしぶとく生きられるようなモデルでなければいけない。これが私の最大のメッセージなんです。この先、間違いなく、阪神・淡路大震災、東日本大震災、能登半島地震を超えるような地震が起こる。地震だけじゃなくて、洪水や火山噴火や山の崩落などの自然災害も必ず起こってくる。

そうすると、長谷川さんが指摘しているように、これからは〝普通死〟の時代になるというのは、いまの通常の社会システムを考えている限りにおいては正しいのだけれど、今後、地球環境全体が破局的なドラスチックな変化を起こした際の〝異常死〟ということも考えておかなくてはならない。

私は、これまで何度も言っていますが、第二次安倍政権の総裁選のときに、対立候補だった石破茂（二〇二四年十月、内閣総理大臣に就任）氏は防災省をつくるという提案をした。それに対して当時の官房長官の菅（義偉）氏と安倍（晋三）氏がせせら笑うように、「そんな新しい組織をつくっても意味がない。いまある首相直轄型の緊急防災システムでやれば充分だ」と反対した。結局、現在の岸田政権でもその路線は変わらない。しかし、私は石破氏の言っていたことは正しかったと思っている。

つまり、長谷川さんが医師として、研究者として、行政マンとしてこれまで長い時間をかけて蓄積してきたものをすべて結集できるような防災省という組織が必ず必要になる。今後起きることは首相直轄の緊急対応といった付け焼刃でできるはずがない。これは日本国内のことですが、もっと広く、地球防災全体を考える機関が必要だ。いま何より重要なのは防衛ではなく防災なんですよ。

そういう中で、医療の問題も宗教の問題も、どういう共分母、インターフェイスをつくることができるのかが喫緊の課題になってきている。もう時間的な猶予はないといってもいいぐらいの切迫感というか、本当に待ったなしだと思います。

先ほど言ったように、地方で危機意識と問題意識を持って独自の活動をしている人たちが互いに情報を共有し、パーシャルな各専門家集団を総合化することのできる、「一人学際者」「独立学際者」ともいうべきコーディネーターが出てこなくてはいけない。

そういうふうな一人学際者、コーディネーターとして医療分野でやってきたのが長谷川敏彦であり、神道とか宗教の分野では、この鎌田東二がそういう問題意識を持ってやってきた。その二人が共同して、新しい医療と宗教のヴィジョン、社会ヴィジョンを提起したいということですね。

長谷川　日本は地球上で大変特異な位置にある。太平洋、フィリピン海、ユーラシア及び北米と四つのプレートの上にのっていてこんな複雑な場所は地球上ない上に台風の通り道で山が急峻です。全世界に日本の国土が占める割合は〇・二五％なのに、活火山は七％、地震回数にいたってはなんと二三％という有数の災害国です。だから、いま鎌田さんがおっしゃったことは大賛成です。

もう一つ、学際的な知が必要ということでいえば、医療政策あるいは公衆衛生の福祉政策においても同じ現象がある。たとえば、介護保険というのは表向きは高齢者の福祉を増進するためということで法案を通したのだけれど、ぶっちゃけていうと、厚労省の幹部の考え方は、医療費をどう削減するかということだったんです。

したがって、その制度設計においては医療と介護をなるべく離そうとした。医療費とは別に介護費を設定して、本音は介護ケアの確保というより医療費を減らそうという魂胆があった。これは当時の事務次官であった辻哲夫氏[★27]が当時を振り返って言われました。ところが最近、辻さんは反省されていて、やはり医療と介護をはっきり分けるべきではなかった、と。なぜかといえば、前述の〝ケアサイクル論〟で示したように、医療と介護が連携しながら全体の構造を支えていかなくてはいけないということが介護保険をやってみて分かったからです。

介護保険制度が実施されたのは二〇〇〇年ですが、その後ケアサイクル論に則(のっと)った包括的なケアに関する勉強会を始めて、二〇〇五年の介護保険法改正で「地域包括ケアシステム」という言葉が初めて使われた。そして二〇一一年のさらなる改正で、条文に「自治体が地域包括ケアシステム推進の義務を担う」と明記された。

★27——つじ てつお。一九四七年生まれ。元厚生労働事務次官。

鎌田　ちょうどその時期ですが、二〇〇七年に山折哲雄[28]さんらが設立発起人になって「京都伝統文化の森推進協議会」が設立されて、私はその翌年から関わって、現在は会長をしています。どういう組織かというと、この十数年、京都の山が荒れてきた。具体的には、ナラ枯れが起こったり、シカなどの獣害が増えたり、一部の、たとえばシイノキだけが繁殖したりして多様性が失われている。このままでは森が死んでしまう、いずれ大きな崩落が起こるということで立ち上がったわけです。設立趣意書にこうあります。

《近年の物質文明の発達と共に、人と森とのつながりは希薄になり、「自然界の一生命として、他の生命と共に、自然の働きに順応同化して生きる」ことに立脚した日本固有の文化も忘れ去られ、それと共に郊野の森も徐々にその様相を変え、景観・環境等に様々な問題も発生してきています。／この度、私たちは、近畿中国森林管理局と京都市の協力を得て、青龍に護られた歴史ある東山の国有林を舞台に、森づくりを通じて、ここ京都に根付いた自然と共生する本来の日本の伝統文化を復活し、全国にそして世界に発信していきたいと考えています。／ここに、京都に根付く貴

★28——やまおり てつお。一九三一年生まれ。宗教学者。鎌田との共著に『オカルト・ジャパン』(平凡社、一九八七)がある。

重な歴史的・文化資産を継承し、自然力・文化力・人間力を再創造して、日本文化を再生する森づくりを進めるため「京都伝統文化の森推進協議会」を設立します。》
これは決して杞憂ではなく、二〇一八年に台風二十一号がやってきたときに、五十万本もの寝返り倒木が京都で発生した。ところが、その倒木を処理しようにもヘリコプターで運べば膨大な費用がかかるし、運ぶ先もない。結局ずっと放置状態で、下草が生えないので多様性を活かすような天然更新ができずに、餌が減ることで、昨年（二〇二三年）には、比叡山でも熊が出て人を襲ったという事件も起きた。
京都だけでなく、日本の山の生態系の荒廃ぶりはかなり深刻です。いま私は比叡山の麓に住んでいますが、こういう状態なので、もしかなりの大雨が降ったら、崩落が起こる可能性が高い。これまでは、杉檜（すぎひのき）の植林と雑木林の木でせき止められていたのが、歯止めがなくなっていって麓の民家を一挙になぎ倒していくという事態が起こりうる。そこに停電が重なれば、ライフラインが完全に途絶えてしまう。先の能登半島で起こったような道の分断も起こる。だから、どんなに医療施設が充実し、自家発電の電力があったとしても、患者そのものを救出できないという事態が起こってくる。

長谷川　もう三十五年も前の話ですが、ぼくが九州にいるとき、各地方の国立病院の視察をしていたのですが、帰りに中津にある有名なハモ料理屋に行ったことがあります。その店の女将（おかみ）さんはなかなかに見識のある人で、「うちのハモは耶馬渓（やばけい）の森が育てているんです。耶馬渓の森を切ったら、うちのハモは育ちません」と言うんです。なるほどと思いましたが、たしかに一つながりなんですよね。

鎌田　森は海の恋人。全部がつながっているんですよ。ですから、自然もやはりケアサイクルで考えなければいけないというのは鉄則です。

長谷川　第一部でも触れましたが（六三頁★61）、アメリカのサンフランシスコを訪れたとき、ピーター・バーグというヒッピー運動を代表するような人にお会いしました。新しい芸術運動を立ち上げ、彼自身路上パフォーマンスなどやっていて〝ディガーズ〟と呼ばれていたのですが、ちょっとそこは鎌田さんと似ています。一九六七年頃なので時期も鎌田さんのミュージカルとほとんど変わらない。彼はヒッピー生活の後にエコロジストとなって、生命地域主義（バイオリージョナリズム）を提唱し、一九七三年、今から半世紀前にその活動拠点としてサンフランシスコ市内にプラネット・ドラムという財団をつくった。人類は自然の一員として、例えば河の流域に沿ってもう一度住みなおそうという運動です。権利主張や自然保護を目指す〝シャローエコロジー（Shallow ecology）〟に対して〝ディープエコロジー（Deep ecology）〟と呼ばれています。

一九八四年にぼくはそのオフィスを訪れました。元気なアメリカの若者が生き生きと働いていて、未来は明るいと思いました。ナンシー・モリタという日系の若い女性はなんか菩薩のように輝いていました。五十周年記念のウェブサイトを見ると素敵なお婆さんになっておられましたが。主宰のピーター・バーグは二〇一一年に八十三歳で亡くなられています。日本にも数度来られて彼の遺志を継いで活動している方が日本にも数名おられるようです。

鎌田　われわれが次の手だてを考えていくときには、そういう進化生態学的な発想しかないんですよね。ただ、いままでの要素還元的な考えではもうまくいかない。生態学的な循環、サイクルをいかに維持可能なものへ組み込んでいくことができるか、問題の起こり方によってはシフトしながらも循環型をつくらなくてはいけない。要するに、いのちが本来的にもっている有機的な構造を基軸にした循環型システム。そこには、ＡＩもロボットもあっていいし、それとも共存していく必要もある。しかし、いのちあるものに、永遠はありません。時間は限られています、この世ではのことですがね。

医療と宗教のパラダイムシフト

長谷川　先ほどの鎌田さんの宗教の全体像に関するコメントを図に表すと、医療の場合こうなる（下図）。これはぼくの友人フレデリック・ダンという医療人類学者が一九七六年の著書の中で提案したもので、彼は医療は「経験医学」、「伝統医学」、「近代医学」というスリーステップで発達してきたと言っている。最初の経験医学は、実践的な知識による薬草とか温熱療法、あるいはシャーマニズムによる催眠療法。実は人類の歴史の九八％くらいはこの経験医学で医療をまかなってきた。そしてカリスマティック・ヒーリングの話で述べたように、今も使われています。この段階論は、日本でも一九七二年に

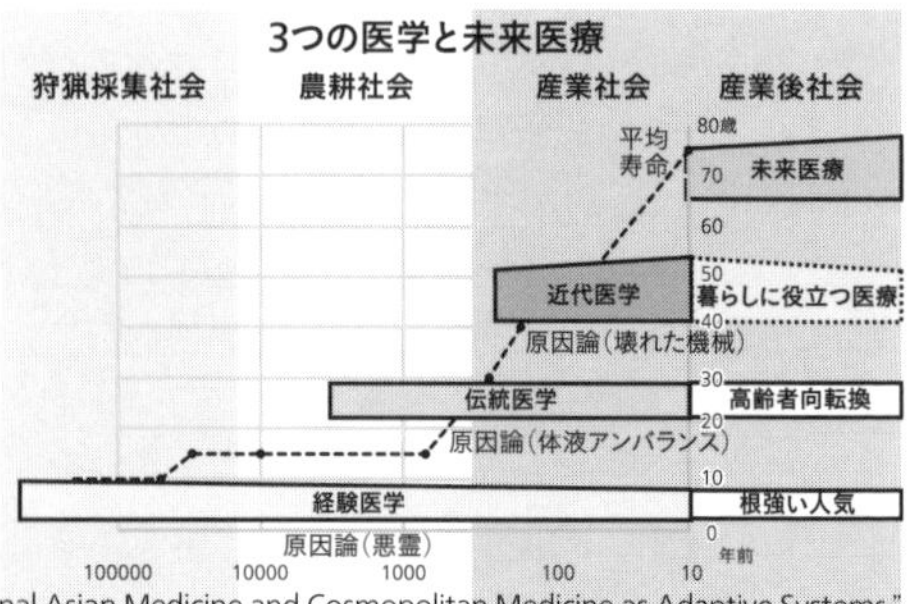

Dunn, F. 1976. “Traditional Asian Medicine and Cosmopolitan Medicine as Adaptive Systems.” In C. Leslie, ed., Asian Medical Systems. Berkeley: University of California Press 改変

医学史家の三木栄先生[★29]の『体系・世界医学史』の冒頭部分ですでに述べられています。余談ですが、三木先生はぼくが子どもの頃の小児科の主治医でした。

そして、紀元前一〇〇〇年から紀元前五〇〇年くらいに文明が発達してきていわゆる伝統医療が登場する。この伝統医学は生命エネルギーあるいは体液のアンバランスを病因論として、東洋と西洋で共通している。その背景には農業があると思うのだけれど、考え方が非常によく似ている。そして、その伝統医学を否定したところで先ほど申し上げたドイツのウィルヒョウらによって構築された近代医学が出来上がってくる。

ところが、それぞれのステップは次のステップに入ったところで消えてしまうのではなく、同時並行的に存在していて、患者はそれらをうまく使い分けているわけです。第一部でアーサー・クラインマンのEMモデルについて話しましたが、彼の説明モデルでは、患者自身が持つ病のイメージと医者の治療方針とが一致して初めて治療行為に入る。その場合、患者が経験医学に信頼を置いている場合、専門家は無下にそれを否定するのではなく、上手に折り合いを付け

★29――みき さかえ。一九〇三～九二。医師・医史学者。朝鮮医学史の研究者として知られる。『体系・世界医学史』(医歯薬出版、一九七二年)は、三木の多年にわたる医学史研究の総決算。

ていく必要があります。だから、今後近代医学の次の未来医療のステップに入ったとしても、近代医学の有効なものはうまく活かしていくべきということになると思います。患者の側も説明モデルを吟味する役割を果たし積極的に関わる必要がありますよね。

鎌田　私も脳に大きな転移があるステージⅣのがん患者としてこの二年ほど抗がん剤治療をしていますが、それによってある程度のがんの拘縮、退縮が起こる。だから近代医学も部分的には正しいというか、有効なんです。しかしその一方で、かなりな副反応や薬害もある。そんな中で、私は比叡山に登ることがセルフケア、セルフリハビリテーションとして自分のＱＯＬを支えている源だと思っています。つまり、近代医学の治療技術と自身の死生観、人生観とをうまく組み合わせていくことが必要なんです。

医者も患者の考えを理解すると同時に、患者の側もこういうＱＯＬを大切にしているのだということを医者に伝え、一緒にコーディネートしていくというかたちになっていかなくてはいけない。

長谷川　先ほどの図は、医療の発展をモデルにしたものですが、宗教の進化論的な発展は、どんな図になりますか？

鎌田　いわゆる世界宗教といわれるものが出てくるのが今から二五〇〇年前〜二〇〇〇年前、つまり伝統医学の成立のときです。この背景には都市型の社会、文明社会ができたことがあると思います。

長谷川　メディア論の視点からは、文字の誕生と普及ということもあるのではないですか。

鎌田　それも大きい。それ以前の口承伝承型のものは、シャーマニズムも呪術医療、マジカルメディスンがベーシックにあって、実際に薬草治療が体系的に出来上がるのはインド医学も中国医学も二五〇〇年ぐらい前で、儒教、仏教といった世界宗教の発生と並行している。そして、近代において宗教はどうなったかというと、宗教は世俗化していったといわれているわけです。

長谷川　あるいは、科学という宗教をみんなが信じるようになった。

鎌田　京都大学元総長の松本紘氏[★30]はよく「学問とは真実を巡る人間関係である」と言っていましたが、たしかに、科学は一種のイデオロギーという側面があり、宗教に似た要素、巨大な信念体系という面を持っている。しかし、宗教そのものは、プロテスタントがそうであるように、社会全体の生活の中からは、特殊化されて政教分離

★30——まつもと ひろし。一九四二年生まれ。京都大学工学部電子工学科卒。宇宙科学・プラズマ工学専攻。京都大学第二十五代総長、理化学研究所理事長を務める。

とか、信教の自由という方向に行ったので、相対化されたことは間違いない。欧米では伝統的なキリスト教の日曜礼拝に参加する人も非常に少なくなっている。日本でも、伝統的な寺請制度に支えられた檀家の「墓じまい」も猛スピードで進んでいる。このままでは、間違いなく、神社消滅、祭り消滅、寺院消滅、法事消滅になります。

しかし、人間には超越的なものを含む根源的なものに向かう眼差しと希求がずっとあり、それはニューエイジの中にも生きているし、いわゆるスピリチュアルムーブメントや新霊性運動などの宗教教団という形を取らないものが一貫して存在している。たとえばシャーリー・マクレーン[31]の『アウト・オン・ア・リム』に見られるようなスピリチュアリティの探究とか、パワースポットブームなどの潮流は今日まで続いている。マインドフルネスなどの瞑想も盛んです。

ところが、そうしたものに対してのクリアな共通認識、クリアな共分母はまだ出来上がっていない。それをどうつくるかというのは、かなり難儀なことだけれど、やはり意識していかなくてはいけない。先にも言いましたが、そこで重要になるのが〝インターフェイス〟というキーワードです。それぞれの宗教の限界、自分たちの地域の

★31――Shirley MacLaine　一九三四年生まれ。米国の俳優。自らが体験した神秘体験を綴った *Out on a Limb*（1983）、邦訳『アウト・オン・ア・リム――愛さえも越えて』（地湧社、一九八六）は世界的なベストセラーになった。

限界を超え有機的に結びついていかなくてはならない。というのも、現在、地球全体がヤスパース[★32]の言う〝限界状況〟、それも極限的な限界状況に来ているので、各地域のリージョナルな限界状況と自分自身の能力やネットワークを含む限界状況を自己認識した上で、それをどのように活性化できるか、再生するためのコーディネートは一体何なのかを、それぞれが当事者として協働的にデザインしていかなければいけない、という課題ですね。

長谷川 ぼくはMITで東西の建築学を比較するという授業を受けたことがありました。一九八三年頃ですね。すごく面白かったです。その教授はドイツ人で日本を中心とする東洋建築の専門家でした。ところが実は Osho と呼ばれるラジニーシ[★33]の弟子で、信者の中でも大幹部、MITやハーバードの学生を信者に勧誘するために講義に来ていたんですね。ぼくも信者の集まりのキャンプなどに何度か誘われましたが、幸か不幸か、結局行かなかった。

その後、一九八四年に「ラジニーシ事件」といわれるサルモネラ菌によるバイオ・テロが起きた。十一年後に起きるオウム事件とそっくりで、ラジニーシは「西洋文明が病めば病むほど、西洋は私

★32――Karl Theodor Jaspers 一八八三～一九六九。ドイツの哲学者。「限界状況」とは、死、苦悩、争いなど不可避なものに直面している状況のこと。

★33――Osho Rajneesh 一九三一～九〇。インド生まれ。精神世界のグルとして世界中に弟子を集める。アメリカ、オレゴンにコミューンを作ったが後に国外退去となる。

を必要とする」と嘯いていました。最晩年は自分の周りを自動小銃を持った部下に護衛させていて異様な光景でした。一九九〇年に病気で亡くなりました。

東洋的な瞑想という考えを持ち込み、それに心酔した高学歴の学生たちが事件に巻き込まれ、彼が運営するアシュラムに囲い込まれたわけです。これもオウム真理教に似ています。信者同士にはフリーセックスを勧めていて、そこはオウムと違いますね。アメリカのみならずヨーロッパの大学教授の子弟が多く巻き込まれ、国際学会などで嘆きの声が上がったほど国際的社会問題となっていると、当時ヨーロッパの友人が言ってました。

つまり、現在の制度化された既存宗教、たとえばカトリックや仏教などには利権が発生するなど多くの矛盾を抱えていて、そこに疑問を感じた人たちが、どうしてもインテリで感受性の強い人が多くなりますが、ラジニーシ的、あるいはオウム的な考えに嵌入していく。そこも鎌田さんの宗教変革に含まれるのですか？

鎌田　私自身、神仏習合諸宗協働フリーランス神主ですからよく分かるのですが、宗教に限らず、企業でも病院でも、組織という形態が出来上がると、必然的に当初の目的を阻害する要因が生まれてくる。だから、がんができたらがんを解除していくような、阻害要因を治癒し浄化していく自然治癒力のような装置が働けば、機能不全は起こらないわけだけれど、実際には、どんどん増殖して、むしろそれを強化していく方向へ行っている。

たとえば、組織自体が集金マシンと化したり、他の組織を弾圧するために集団テロを起こしたり、内部的には集団自殺を起こしてしまうような危険性と暴力性が常にある。

そういう方向に行かないためにも、宗教を防災の対象として考えるべき必要もある。人間が行なうアクションそのものに暴力的な部分が含まれるならば、防災という観点から人間のアクションを止めていくような働き、解消していくような動きをどうしたらつくれるのか。そういうものを生み出すための生き方や解除装置として、たとえばお釈迦さんが説いた仏教などは、そういうデトックス効果を当初持っていたはずだし、大乗仏教の中にも、そういうような理念と実践はあった。その代表が『法華経』の「方便品（ほうべんぼん）」であり、『大日経』の「三句の法門」、「菩提心を因と為（な）し、大悲を根（こん）と為し、方便を究竟と為す」という菩薩的な方便力のアクションであった。そういうソーシャル・デトックス・アクションが必要ですね。

それが、組織が巨大化するにつれ自己組織の中でのみ成立するような権力ピラミッドをつくってしまう。大変な間違いです。

長谷川　私も大いに反省していることがあります。政策の優先順位付け（priority）を誤ったのではないかと、高齢者の課題に偏りすぎたのではないかと。確かに高齢者は急増し、既存の解決のモデルはなく、豊かな老後は社会の基盤だから、研究者もそれに目を惹かれ、エネルギーを傾けざるをえない。医療制度改革も、高齢者の医療費確保が中心で、気がついてみたら、若者はずっと低賃金、非正規雇用で置いてきぼり。これでは未来に希望はなく、子どもは作れず、少子化が止まらない。高齢者にとっても、老後の不安は増大し、悪循環となる。

俯瞰して国全体で考えると、優先すべきは明らかに「若者が生き生きと自己実現できる環境づくり」です。でなければ、日本の未来はない。そのためには、若者が高齢者を支えるのではなく、高齢者こそが若者を支える必要があります。事実、資産、人脈、経験は高齢者に集中しています。一方、経済の発展を担うのはスペンディングウェーブと呼ばれる十五〜六十五歳人口で、同時に子育て人口であり、労働人口でもある。日本の戦後の高度経済成長の背景に、この年齢の人口の急増、すなわち〝人口ボーナス〟があると考えられています。

日本が大変貌を遂げるこれからの四十年間、その人口は一九九五〜二〇一〇年の間に生まれた、いわゆる「Z世代」に他ならない。彼ら世代からがスマホネイティブで、したがって新しい時代の製品開発の中核人材です。世界のZ世代は、二〇二四年の国連予測によると、十九億人、人類の二三%、すなわち四人に一人です。しかし日本では一千八百万人、人口の一八%にすぎず、世界平均の三分の二、世界のZ世代の人口の一%にすぎない。この希少な人口こそが、日本復興戦略の鍵を握る貴重な資源となります。

今のところ、いじめられ続けて元気はありませんが、高齢者を中心にリスクを取って支え育んでいく必要があるのではないでしょうか。それは高齢者に無理矢理自己犠牲を強いるものではなく、逆に自己発展の契機となりえます。というのも、すでに一九五〇年に、発達心理学者E・H・エリクソン[★34]が、中年期の発達のゴールは世代継承性であり、次世代に自らの経験や資源を引き継ぐことであると指摘しています。

年齢や世代を超えて、高齢者と若者が共に人生の発達をめざしチームとして支え合う社会システムを構築することが、五十歳からの人生、第三の人生が長くなった超少子・超高齢社会での新しいモデルではないかと思います。それを高齢社会先進国の日本から発信することが、世界の他の国々から期待されています。第一部で鎌田さんが話してくれた「翁童論」の現代史的意義は、その辺にあるのではないでしょうか。だとすると、日本の古い伝統文化からも世界の新しい課題に貢献することができます。

鎌田　長谷川さんが、医療において超少子・超高齢社会の日本がまっさきに世界に果たすべき役割があると言いましたね。私は日本至上主義ではまったくありませんが、日本がもし役割を果たすことができるならば、神話・儀礼・聖地を持つ宗教文化に基づいた自然生態倫理と自然生態美意識だと思います。自然の大きい仕組みの中で、人間自身が道(タオ)に沿いつつ生きることのできるような倫理性、生

★34――Erik Homburger Erikson　一九〇二～九四。米国の精神分析家。人間の成長と文化的・社会的環境との関係を心理学的に理論づけた。

態智倫理が必要だと思います。生態智的美的倫理というのは、自然界の仕組みの整え方に沿っているのですが、もともと自然そのものがたとえようもなく美しいんです。

比叡山に登ると、ある時間になると鳥がさえずるとか、風がぴゅーと吹くと木ずれの音が聞こえてくる。『古今和歌集』仮名序に言う「生きとし生けるもの、いづれか歌を詠まざりける」の状態です。こうした生態学的な相互にインターフェイス（Interface）し合う連鎖の中で、自然が持つ美しさがスポンテニアス（自然発生的）に立ち上がる。だから、人工的なものをつくればつくるほど美を阻害してしまう、ねじ曲げてしまうことになる。

結局、私の結論は、歌になるので、フリーランス神主・神道ソングライター・ガン遊詩人として、最後に歌を詠います。

死にゆくもの　生まれいづるもの
　ともに刻む　いのちのうた

生まれいづるもの　死にゆくもの

ともに歌う　いのちのうた
振りかえっても　届かない
仰ぎ見ても　見わたせない

思い出す　ふるさと
もとはじめの声が　ひびく

やさしさ　うつくしさ　いのりのふかさ
気づかなかったよ　大姒（おおはは）よ
あなたのいのりと　ねがい

やさしさ　うつくしさ　ねがいのふかさ
気づかなかったよ　大姒よ
あなたのいのりと　ねがい

いのり　ねがい　いのちの深さ
いのり　ねがい　いのちの遠さ
いのり　ねがい　いのちのうた

歌謡詩劇「ロックンロール神話考Ⅱ　２０２４　末法篇」

鎌田東二

原作・脚本：鎌田東二（本作は、一九七〇年に作上演した「ロックンロール神話考」を改作したものである。なお、早川義夫作詞作曲の「堕天使ロック」以外の歌の作詞作曲はすべて鎌田東二によるものである。）

出演者

おのごろ村の住民三人

① 良夫（よしお）
② 悪売（あくめ）（女性）
③ 流太（りゅうた）

狂言廻し＝天気予報官：天気見太郎（てんきみたろう）

イザナギ
イザナミ

少年少女探偵団員

① ルリア（少女）
② ジョバンニ（少年）
③ 都留女（とどめ）（少女）
④ 鯉太郎（こいたろう）（少年）
⑤ Ｑｕｅｅｒ（クイア）（性同一性障害の少年・少女？　異星人？　宇宙人？）

異界人

① ニーチェ
② 空海
③ おつる（阿波人形浄瑠璃「傾城阿波鳴門」）
④ マッチ売りの少女こと実はもっきり屋の少女
コバヤシチヨジ
⑤ 番場の忠太郎
⑥ デロリンマン
⑦ 宮沢賢治

序幕

日本列島のどこかにある「おのごろ村」

悪売「商売、あがったりだよ〜。こんな、お天気じゃよう。作物も、売る物も、盗る物もなんにもねえ。干上がっちゃったよ〜、もう。どうなってんだ、この世はよう。もうお手上げかい？」

良夫「アクメよ、そんなときだからこそ、おらたち、いっしょけんめい、おてんとさんのしたで、がんばるんだよ。笑う門には福来たるだよ。わはははは。わはははは。ワー、ハッ、ハッ、ハッ！　がんばんべ〜！」

流太「とはいえのう、ヨシオよ。おらたち、もうなにをしてもダメなんじゃねえのか？　なにをしても、なにもできねえよ。アクメが言う通り、おれたち、干上がっちゃったのさ。

　むかしむかしあるところに、不思議な樹と巌（いわ）と泉があって、それぞれ、実に立派な威厳をもって、互い自慢をしてたんだって、さ。

　俺は、世界一高い樹だぞ、僕は世界一大きな堅い巌だよ、わらわは世界一きれいでおいしい水の湧く泉よ、と、ね。

　だがそれも、いつしか、樹は切られて家や机や椅子になり、巌は割られていろんな道具にされてしまい、泉は汲み尽くされて、もう水一滴も残されていない、だと。

　そんな世の中になってよう。この世は「末世だ、末法だ！」と叫ぶ荒法師たちが跳梁跋扈（ちょうりょうばっこ）するようになってさ。もうみんな、世も末じゃ、親が子を殺し、子が親を殺し、あらゆるものが殺しあう、手のつけられねえ世の中になっちゃったのさ。」

悪売「リュウタの言う通りさ。もう、どうにも、こうにも、手がつけられないのさ。」

良夫・悪売・流太「かみさま、ほとけさま、ごせんぞさま、まんまんちゃん、なんとかしてくだせ〜!!!　おねがいっす。おねがいしまっす！」（と叫ぶ）

——そこへ、狂言廻しの流浪人の天気予報官・天気見太郎がやってくる。

天気予報官・天気見太郎「ぼくは由緒正しき天気予報官です。国際天気庁の事務次官まで務めた大変優秀な天気予報官であり、天気情報収集官でありました。

　でも、去年、コロナ制約が解除され、それとともに突然、われらの仕事も解除解約されてしまったのです。

　もう、この先、天気予報の仕事がない、と判断されたのです。なにしろ、天気がないのですから。嗚呼（ああ）〜、かなちいなあ〜。

　かくして、国際天気庁は解体。各国天気予報官は、みんな、てんでバラバラ。各地に散っていきました。そこで、どうしているか、もはや消息不明でござります。」

「悲の岬」（を朗詠）

月光は黄泉路（よみじ）を越えてきた。満月を串刺しにしたまま血を舐めている処刑台の山猫は何に向かって吼えているのか。月夜に還ってゆく何処（どこ）の島がある？　故郷への道は塞がれたまま魂の難民は国境線で不安と恐怖の夜に怯える。全世界を覆う電脳もこの怖れの暗渠（あんきょ）をほぐすことはできない。絶対零度の深海闇夜。癒しなどどこにもないのだ。救いがあるとすれば無力に震える独りの夜を無為に過ごすのを見届ける自己があることのみ。深淵を呼び覚ますモノが存在するとしたら黄泉路を越えて自己を突き通す無限遠点のまなざしと意思を植えつけたこと。超越の波動が悲の受精卵を苦の岬から突き落とす。満月に向かって悲しく聳（そび）え立つ母之理主（モノリス）よ、応答せよ、応答せよ、応答せよ！

「探すために生きてきた」（狂言廻しの天気予報官を中心におのごろ島村人三人とともに歌う）

〽探すために生きてきた　道を求めて生きてきた
夢を求めて生きてきた　愛を求めて生きてきた

12345678910　果てしない　123456
78910　切りがない
12345678910　とめどない　123456
78910　道がない

探すために生きてきた　探し求めて生きてきた
時を求めて生きてきた　闇を潜（くぐ）って生きてきた

12345678910　果てしない　123456
78910　切りがない
12345678910　とめどない　123456
78910　終わらない

探すために生きてきた　探し求めて生きてきた
道を求めて生きてきた　夢を求めて生きてきた

12345678910　果てしない　123456
78910　時がない
12345678910　あてがない　123456
78910　道がない

探すために生きてきた　探し求めて生きてきた
夢を求めて生きてきた　道を潜って生きてきた
愛を求めて生きてきた……

天気予報官「今日は朝から曇りのち晴れ。山間部ではときどき小雨も降るでしょう。時には、カミナリも鳴り響くでしょう……（と言っている間に、感極まったのか、しくしくと泣き始める）……みなさん、もう、そんな牧歌的な天気予報はできなくなってしまいました。みなさん、天気は死にました。みなさん、天気は死んだのです。わたしたちが、わたしたちが、殺してしまったのです。」

「みなさん、天気は死にました」（天気予報官が朗詠）

「みなさん　天気は死にました」
と　高校三年生の田村君は　言った

その田村君は 生きているか？
五十年も昔のこと

荒れ狂う天地万物
林檎（りんご）よ
縁は異なもの味なもの

そのとおりだが
でもね

死んだ天気も　縁次第
そのように　なって　そのように　ある
あるべくして　ある　なるべくして　なる
世界はそのようにうごいている　縁はそのようにはたらいている
1ミリ1センチたりとて恣意的ではない
成るべくして成る　在るべくして在る

ありをりはべりいまそかり　青森カルシウムはどこ行った？
臼田甚五郎は飛びのいた　大森から青森まで

その飛躍こそが猿楽芸能　天狗舞　マイトレーヤ

そは如是我聞　聴くべき耳を研いだ　研磨研耳

いかつこなく　いかしまぐはひのごと
弘前に　花折れて立つ
やつかみみ　はしぬれど　ねもないど
落穂拾いの姉御を拾った　恐山にて
津軽三味線の　音律たかあま　ぐひのみこと
だがされど　されど木島　みやこじま

いつまで封せど　ねこばばの
影落ち延びて　地に臥せり
やつがれは　しとどぬれて
大河の一滴まで　のみほした
ぬれおちど　ぷちそいど　れおなるど　はれおから　ひと
しずく
はれ　ほれ　みれ　をれ
行き場なし　溜り場なし　咲き場なし　馬場愛なし
そうだとしても
すべてをいれて　すべてをすてて

本日早々
みなさん　天気は　死にました
みなさん　天気は　死にました
みなさん、天気は、死にました〜!!!（全員で）

第一幕　イザナミ・イザナギの子探し

子どもがどこに行ったのか？　何をしているのか？　わからない。子どもの行方を捜す。

天気見太郎（最初だけ、祝詞調で）「掛(かけ)まくも畏(かしこ)きイザナギ・イザナミの大神たち。あなたたちはいずこにいますや。この死にたもうお天気様をどう見そなわしますや。日の本の生みの親たるイザナギ・イザナミの大神たち。あなた様のお声が聴きとうございます。」

イザナミ（横目で、奇妙な姿の天気見太郎をチラと見ながら、目の前にいるかつての夫に向かって）「イザナギよ、久しぶりじゃ。相変わらずの〈あなにやし、えをとこ！〉じゃのう。いい男じゃ。しかし、おぬしとふたたび会うのは、萬代(よろずよ)を経てのことじゃ。

　気の遠くなるようなむかしむかし、われらも夫婦(めおと)じゃった。けなげで、いとおしい、日の本最初(はじめ)の夫婦(めおと)じゃった。われがはじめにおぬしに声をかけたがために〈ひるこ・あはしま〉ができて、子の数に入れずとなってしまったが、その〈ひるこ〉も〈あはしま〉もだいじな大事なわれらの子じゃった。そのことを、しっかりと、天つ神々に伝えることができないほど、われも幼くもの知らずであった。

　今となっては、そのことは、間違いであったとは思ってはおらぬ。間違いでもなんでもなく、むすひの自然(じねん)のままのことじゃった。だから、そのまま受け入れればよかったのじゃ。われも未熟じゃったのう。だが、おぬしもじゃ。イザナギよ！」

イザナギ「イザナミよ、まことに久しぶりじゃ。元気そうで何よりじゃ。昔のことを変えることはできぬが、われも幼かった。おまえの死を受け入れられなかったのじゃ。許してくれ。おまえは今も〈あなにやし、えをとめ〉じゃ。〈あなにやし、え、をとめ〉ぞ。そのことをずっと詫びとともにおまえに言いたかったのじゃが、手立てがなかった。すまぬ。すまなかった。われの未熟ゆえ、おまえにおおきな〈辱〉と悲しみと怒りを与えてしまった。われの愚かさであり、未熟さであり、至らなさであった。こころからおわびする。今となっては、遅いかもしれぬが……」

イザナミ「そうじゃ。遅すぎたぞ、イザナギよ。時が経ちすぎたぞ。その間に、われらの産みし子どもたちがどうなっているのか、見えぬままじゃ。イザナギよ、罪滅ぼしに、われとともに、われらの子どもや孫や子孫が、どのようになっているか、どこで、何をしているのか、見に行こうぞ！」

イザナギ「おう！　よろこんで、お供するぞ。〈あなにやし、え、をとめ〉よ！　イザナミよ！」

イザナミ「イザナギよ、われらは新婚旅行なんぞ、とてもじゃないが、できる時代じゃなかったのう。神代の昔じゃもん。ともに、天の浮橋に立って、天つ神から授けられたアメノヌボコを塩コヲロコロヲに掻き混ぜて、おのずから成ったおのごろ島。そのおのごろ島に降り立って、みとのまぐはひをして、むすばれて、われが島々を出産し、続いて神々を出産し、こうして、次々と自然万物を産みなしたのじゃ。そして、火の神カグツチを産んで、ミホトを焼いて黄泉の国に身罷る時も、反吐から金山彦・金山姫などの金属神を、ウンチから埴安彦・埴安姫などの粘土神を、おしっこからミヅハノメなどの水神を産みなしたのじゃ。思えば、次から次へ、よう出産したものじゃ。吾ながらようやったと、褒めてやりたいわ。」

イザナギ「おう！　ようやったぞ。おまえは。この青人草のニンゲンたちも、元はと言えば、おまえが産みなしたものぞ。すごいぞ、イザナミ。ようやった。ようやった。イザナミよ、大妣よ。」

イザナミ「今さら、そう言われてものう。うれしくないこともないが、片腹痛いのう。それは、その産みなしたわが子の末裔がどうなっているか、わからないからじゃ。」

イザナギ「この日の本は、どうやら、縄文時代から、弥生時代、古墳時代、律令時代、奈良時代、平安時代、鎌倉時代、室町時代、戦国時代、江戸時代、明治時代、大正時代、昭和時代、平成時代、そして、令和時代の本年、令和六年となりにけり。よろず年が経ってしもうた。そんな時代のみぎひだり、来し方行く末がどうなっているであろうのう。」

イザナミ「いやいやいやいや、見るまいか、見るまいか。疾く疾く早う見てみるとするか、イザナギよ。吾らが子孫の行く末を！」

こうして、この世めぐり、冥界・異界めぐりに出かけてゆくイザナミとイザナギ。

第二幕　少年少女探偵団の親探し

天気見太郎「こうして、日の本元（はじめ）のははちちであるイザナギ・イザナミの大神様たちは、時空を超えて現代の少年少女のもとにまっしぐら。」

（イザナギ・イザナミはこの世と黄泉の境の黄泉（よも）つ平坂（ひらさか）まで来て、かつてイザナギが道を塞いだ千引（ちびき）の大石のところまできて、少年少女たちの会話を覗き見る。少年少女がやさぐれた理由については各演技者が自由に物語る）

ルリア「暗い。暗い。暗い。物がよく見えない。みんな、だいじょうぶか？　近くに集まってくれ。ぼくたちのこの世界は、もう、終わりかもしれない。あたしは、女として産まれたという。もちろん、このあたしを産んだ母もいる。父もいる。北千束のハイソな家でな。

　でも、ぼくは、そんなははちちが、どうしても、どうしてもほんとうの、ほんとうのははちちとは思えなかった。そして、ほんとうのははちちがどこかにいると、思いつづけてきた。この暗い世の中で生きていくために、ぼくたちは、ほんとうの、ほんとうのははちちを捜しに行こう！」

ジョバンニ「おとうさんはラッコの上着を持って帰ってこなかったし、おかあさんは死んじゃったけど、ぼくはカンパネルラの星を探しに、もう一回、銀河鉄道に乗るつもりだよ、瑠璃亜（ルリア）。ほんとうのほんとうの、まことのまことのしあわせと父母を探して。瑠璃亜も都留女（とどめ）も鯉太郎も、一緒に往こう！」

（ルリアとジョバンニが中心となって歌う）

「銀河鉄道の夜」

〽この地球から見ると　銀河は白い乳の流れに見えて　夜空を彩る
その夜　ケンタウルスの祭りで　ぼくは　不思議な夢を見た
銀河の夜汽車に乗って　星の世界を旅する夢　だった
あの空の果てまで　ぼくたち二人で
まことのさいわいを　探しにゆこう

カンパネルラの星まで　ぼくは旅をする
カンパネルラの星から　ぼくは飛んでゆく

この宇宙の中で　地球はいのちと苦悩に満ちた星として輝く
その夜　銀河の渦の中でぼくは孤独な星となる
いっしょに行こうと誓ったきみはどこにいるのか教えて　教えて

あの空の果てまで　ぼくたち二人で
まことのさいわいを　探しにゆこう

カンパネルラの星まで　ぼくは旅をする
カンパネルラの星から　独りで飛んでゆく

あの空の果てまで　ぼくたちみんなで
まことのさいわいを　探しにゆこう　探しにゆこう
探しにゆこう

都留女（少女）「いい歌だね、ジョバンニ！　君らしいや。でもね、〈まことのさいわい〉なんて、幻想だよ。そんな夢を追いかけてもむなしく崩れるだけ。それは、ニンゲンの歴史が物語ってるだろ？　ぼくたちは、救い難く、度し難い生命種なんだよ。それにさあ、まあ、実の父母にもこんなものか、と思うし、幻想を持たないよ。本当のほんとうの父母なんていないよ。それ、なに？　って、思わないのかなあ。いい加減、目を覚ましなよ。ぼくたちの現在と未来は、汚穢（おえ）と絶滅にまみれてるのさ。」

鯉太郎「ったく、救い難く、度し難いのは、都留女、おまえじゃないか。おまえも昔は夢見る少女だったのに。いつからそんな、すれっからしになったのだい？　どこにも、夢も希望もないこの世の中がおまえをそんなふうに変えてしまったのかなあ。」

都留女「何、いつまでも、甘いことばっか、言ってるんだよ。だから、鯉太郎は現実を見ない夢見る男、ドリーマーの恋多郎と言われるのさ。二十歳にもなって、いい加減、目を覚ましなよ。もう、夢見る未来なんて、ありゃしねえよ。ただただ、崩れてゆくだけ、滅びてゆくだけ、死んでゆくだけだよ。だったらさあ、つかのま、今だけでも面白いことして死んでいこうよ。ほんとうの、ほんとうの父母なんて、無駄な探訪はきっぱり止めてさ。」

鯉太郎「都留女、絶滅していくから、その覚悟があるから、最後まで夢見るという生き方だってあるんだぜ。」

ジョバンニ「そうだよ。都留女、瑠璃亜、ぼくたちは、やっぱり、最後の最期に、ぼくたちの夢と希望を遺（のこ）そうよ。未来に。」

Queer（クィア）（異星人・宇宙人意識を持つ性同一性障害の少年・少女）「ったく、ニンゲンて、ほんと、やっかいで面倒くさくて奇妙な生き物だな。絶望するし、希望するし、夢見るし。忙しいったら、ありゃしない。ぼくは、未来の波留星(ハレー)からやってきた宇宙人だけど、みんなの探索には手を貸すよ。ほかにすることもないしね。でも、これだけは最初に言っておくよ。
　ぼくたちは、どこにも行けるし、何でもできるんだよ。ほんとうは。何もできないとか、どこにも行けないと思っているのは、自分の意識だけ、心だけなんだよ。ほんとうは、ドラえもんの持っているどこでもドアのように、どこでも行けるんだ。さあ、つべこべ言わずに早く出発しよう！」

ジョバンニ「クイア、ありがとう。みんな、一緒に行こう！　手を組んで、円陣を作って。さあ、出発だ。Ｇｏ！」

全員で「Ｇｏ！　合！　業！」

「堕天使ロック」　作詞・作曲　つげ春乱（早川義夫）

〽見つめる前に跳んでみようじゃないか
俺たちにできないこともできるさ
さあみんなでロカビリーを踊ろう
心は変わりやすいけれど
本当はなにもかわっちゃないのさ
まわりだけがぐるぐるまわるのさ

子供の頃は良かったじゃないか
裸でも生きていられたぜ
さあみんなでツイストを踊ろう

ないものねだりだけども
俺たちの地平線まで
さあみんなでゆこうぜ出発だ

ころがってゆけくずれてゆけ
堕ちるとこまで墜ちてゆけ
咲いた花がひとつになればよい

見つめる前に跳んでみようじゃないか
俺たちにできないこともできるさ
さあみんなでブルースを踊ろう

第三幕　異界遍歴

イザナミ・イザナギと少年少女探偵団がともに訪なう

天気見太郎「こうして、現代の少年少女たちは、ほんとうの、ほんとうのははちちを探す旅に出たのでした。そして、神代のイザナギ・イザナミの大神様たちも、現今の子どもたちを見届ける時空遍歴の旅に出たのでございました。そして、その結果は如何に？　如何に？　如何なるや？」

1　ニーチェ

ニーチェ「ツァラトゥストラよ、今日も朝日に目覚めた。わが大きな理性たる身体は明晰に目覚めておるぞ。ツァラトゥストラよ。今朝はしかし、奇妙な風が、東からも、西からも吹いてくる。
　かつて、地球の端の極東の日本では、東からの風を東風と呼んだそうだが、「東風吹かば匂ひをこせよ梅の花　あるじなしとて春を忘るな」と大宰府に左遷されて悲嘆にくれた大宰府権帥の菅原道真は歌を詠んだと云う。
　風流じゃのう、日本人は。だが、「超人」を説いた吾は違うぞ。ツァラトゥストラよ。そんなルサンチマンとセンチメンタルな哀憐に満ちた歌なんぞではなく、もっと明晰な大きな理性の遊戯を見せてくれようぞ。」

（とそこへ、東風に乗って突然少年少女探偵団の面々が現れ、少年少女たちが口々に）

少年少女たち「ここはどこだ？　ここは、どこだ？　ココハ、ドコダ？」（と、探り合う）

ニーチェ「くらやみのなかの迷妄の中にいるようじゃな、異国の少年少女たちよ。
　ここは、そうじゃな、さしずめ、地獄の一丁目、吾が君たちの年齢のころに研究したギリシャの神話世界ではハデスと言った冥界じゃ。吾はそこの住民となって、訪れてきた者に、いつ果てるともなく、超人と永劫回帰と大きな理性である身体の哲学を辻説法しているのじゃ。
　身体は大きな理性だ。一つの意味を持った複雑である。戦争であり平和である。蓄群であり牧舎である。とな。」

ルリア「どうしてぼくたち、こんなところに来てしまったんだろう。リッパな髭を生やしてもっともらしい理屈を言うおじさんさあ、おじさんはだれなの？」

ニーチェ「東の国からやってきた異邦人の若者よ、吾こそは後世に、二十世紀の予言者と讃えられたフリードリッヒ・ニーチェであ〜る。」

都留女「不倫どぎつい日輪？　ナンダ、そりゃ？」

ニーチェ「若者たちよ、よ〜く聴け。吾は宇宙の声を聴いた。宇宙は超人を求めておる。そして、時間は直線になど流れておらん。永劫回帰するのじゃ。永劫の大車輪を廻すのだ。恐れるな。ルサンチマンも、コンプレックスも、ない。子どものように無垢なのじゃ。ありのままに、子どものように踊れ、若者よ！」

ルリアと都留女「言われなくても毎日踊り狂ってるよ！」

ニーチェ「おお、それでいいんじゃ。頼もしいのう。」

ジョバンニ「ニーチェ先生、それでは、ぼくたちの、ほんとうの、ほんとうのははちちは、どこにいるのでしょうか？」

ニーチェ「カーッツ！　喝ッ！　たわけめ！　父母未生以前の面目を知れ！　このやっこめ！　海は荒れている。一切は海の中にある。さらばじゃ、行くがいい！　吾が息子と娘と異人たちよ！」

2　空海

鯉太郎「ああ、おどろいた。何だったんだ、あれは。おれたち、どこに迷い込んだんだろ？」

クイア「地獄の一丁目。ハデスのアゴラ、冥界広場だよ。みんな、ここがどこにつながっているかわからないけど、この宇宙は多元多様で、穴ぼこだらけ。季節風次第でどこにでも時空誘導されるので気をつけよう。」

空海（僧形の初老の姿で上手から登場）「おお。かつての仮名乞児のように道を求める若者たちよ。こちらに来たれ。わたしは日の本に密教をもたらした空海という僧侶だ。」

ジョバンニ「えっ、あの、あの、あなたが、あの有名な弘法大師空海僧都様ですか？」

空海「そうじゃ。わたしが空海じゃ。」

ジョバンニ「恐れながら、わが師日蓮大聖人も一目置いて灌頂を受けた真言密法の伝道師空海僧都にお尋ね申し上げます。ぼくたちは、ほんとうの、ほんとうのははちちを探している者です。どうか、ご教示ください。かの『三教指帰』や『秘蔵宝鑰』を解き明かした明晰にして神秘不可思議なその知能をもって。」

空海「今どき珍しい礼を心得ておる若者じゃな。それ仏法は遥かにあらず、心中にしてすなわち深し。父母の恩も海より深し、山より高し、じゃが、ほんとうの、ほんとうのははちちとは、胎蔵界の曼荼羅と、金剛界の曼荼羅の主たるマハー・ヴァイロチャナ、大毘盧遮那仏、すなわち、すべての根源、大本である大日如来のことじゃ。これこそ、真の父母なり！　よくぞ、問うたな。若者たちよ。」

ジョバンニ「では、その大日如来の父母は何者でしょう？」

空海「う、うちゅう、宇宙そのものじゃ。」

ジョバンニ「その宇宙の生みの親を知りたいのです。弘法大師空海様、どうかその真の父母をお教えください。」

空海「不生不滅、不増不減、色即是空、空即是色……悠々たり、悠々たり、はなはだ悠々たり……生まれ生まれ生まれ生まれて生の始めに暗く、死に死に死に死んで死の終わりに冥し……重々帝網、すべてはつながっておる……ゆえに、三密加持して、即身成仏じゃ。ふしょうふめつ……」

（ぶつぶつ言いながら下手に去ってゆく）

3　番場の忠太郎

都留女「何言ってるんだろ？　ぼくたちをけむに巻いてさあ。ちんぷんかんぷん。ちちんぷいぷいだよ。」
ルリア「すべては、ざれごと。言語明瞭意味不明だよ。」
ジョバンニ「ぼくは、先生に言われたんだ。ほんとうの、ほんとうのかみさま、ほとけさまがおわすって。弘法大師空海様は、ほんとうの、ほんとうのはちちって、そのほんとうの、ほんとうのかみさま、ほとけさまだよって、言いたかったんじゃないかなあ。」
鯉太郎「ジョバンニ、おまえはほんと、物分かりがよすぎるよ。そんなに、物分かりして、どうするんだよ。おれたち、わからないから、たずねあるいているんじゃないか。そんな、中途半端にわかってもらっちゃ困るな。こんにゃく問答なんかに納得してちゃ、だめだよ。」
ジョバンニ（すなおに）「ごめん、鯉太郎。ぼく、きまじめなんだ。そんな灘の生一本のような自分を変えたいんだ。」
番場の忠太郎（突然登場）「ごめんなすって。ごめんなすって。ごめんなすって。赤城の山も今宵限り。赤城の山も今夜限り。生れ故郷の国定村や、縄張りを捨て、国を捨て、可愛い子分の手めえたちとも、別れ別れになる首途だ。……あれっ、こりゃ、国定の忠治親分の名セリフだっぺ。ごめんチャイ！」
都留女「今度は、心機一転、起承転結、凄い転換だな。くだけすぎだよ、こりゃ。」
鯉太郎「あなたさまは、何者ですか？」
番場の忠太郎「えっ、ああ、おれっ？　おれのこと？　おれはさあ、正真正銘、生国不明、父母不明の永遠の旅がらす、番場の忠太郎ってあ〜、おれさまのことだわいなあ〜。」
鯉太郎「聞いたことねえな。番場の忠太郎、なんて。」
ジョバンニ「ぼく、知ってるよ。たしか、長谷川伸原作で、大ヒットした『瞼の母』の主人公だよ。」
番場の忠太郎（できるだけ滑稽に）「ピンポーン！　そのとお〜り！　そうです、わたしゃ〜、その番場の忠太郎でごさんす。瞼の母を探し求めて、諸国一見の僧のように、孤独なマラソンランナーのアスリートのように、ストイックに母を探し求める旅を続けている一匹の旅烏にござんす。よくぞ、聞いてくだしゃった。」
鯉太郎「ジョバンニ、おまえはほんと、何でもよく知ってるな。すげえよ。」
ジョバンニ「番場の忠太郎親分、どうか教えてください。あなたが探し求めている瞼の母は、ほんとうの、ほんとうの母なのでしょうか？」

番場の忠太郎「よくぞ、聞いてくれたわいのう。問題はそこ、それなのさ。ザット・イズ・ザ・クエスチョン。」

ジョバンニ「番場の忠太郎様、その答えは？」

番場の忠太郎「そうさな。そうだよ。そうなんだよ（自分ひとりだけ納得しつつ）。おりゃ〜、ほんとうの、ほんとうのおっかさんを探し求めて、何千里。回国行者の旅を続けたさ。そしてどこに行っても、これがまことのおっかさんにちがいねえ、と思って、今度ばかりはと思って「おっかさ〜ん！」と呼んでも、呼んでも、ごんでも、あっ、もとい、ふりかえってくりゃしねえ。ほんとうの、ほんとうのおっかさんなんて、いやしねえのさ。おまえさん。ジンセイ、棒に振るなよ。おれのように。むだなおっかさん探しの旅なんぞ、やめちめえ。ほんとうの、ほんとうのおっかさんなんて、どこにもいやしねえ。両の瞼を閉じれば、ほんとうの、ほんとうのなつかしいおっかさんの面影が浮かんでくるのさ。それだけは、否定できねえよ。うん、否定できない。いくら、自己肯定感のうすいおれでも。」

番場の忠太郎「泥の鳥ブルース」（を絶唱する）

「**泥の鳥ブルース**」

〽身を切るような鋭さを自分に向ける
身を断つような悲しさに我を失う
俺にかまうな　捨て置け　あめつちよ

遠さにあこがれる自分にあきれる
近くにいる君を傷つける自分を恥じる
俺は荒ぶる泥の神　ははちちよ

生れてきてから愛されたことがない
死のうとしても死ねない自分を哄う
俺は飛べない泥の鳥　しらとりよ

恋をしても飛べない自分を呪う
怒りの火山に身をゆだねて死にたい
俺は廃墟のガラクタだ　富士やまよ

生れてきてから自分を壊したことがない
一度たりと自分を超えたことがない
俺は飛びたい泥の鳥　始祖鳥よ

生れてきてから自分を壊したことがない
生れてきてから愛されたことがない
Ａｈｕ　Ａｈｕ

鯉太郎と全員「ありがとうございました。番場の忠太郎さん。あなたの答えが、一番、心に響きました。よくわかりまし

たが、もう一回だけ、セカンドオピニオンを求めたいと思います。」（と言って、少年少女探偵団は去っていく）

番場の忠太郎（一人取り残されて）「赤城の山も今夜限り……さみしいなあ。つらいなあ。ぼっちのおれは……国定の忠治親分、このどうしよもない、やさぐれのおれをひろってくだ〜チャイ！　ちゃいちゃい、ありゃ、ちゃいなちゃいな。」（と、踊りながら、上手に消える）

4

おつる（阿波人形浄瑠璃「傾城阿波鳴門」）

ジョバンニ「ぼくたちの旅は、無駄なのか、徒労なのかな？」

ルリア「あきらめるのか、ジョバンニ。ぼくはまだあきらめねえ。」

おつる（そこに鈴をチリンチリンと鳴らし、「子を産めるその父母の恩山寺　訪らひがたきことはあらじな」と四国遍路第十八番札所恩山寺のご詠歌を詠いながら登場）「あ〜れ〜、へととさんの名は阿波の十郎兵衛（じゅうろべえ）、かかさんの名はお弓と申します。」

ルリア「子どもじゃないか。おまえはだれ？　何者？」

おつる「わらわは、阿波のおつるともうします。ととさんとかかさんを探しに、摂津の国の大坂にいると聞いて、阿波の国から海を渡って、巡礼姿でととさんとかかさんを探しに来たのでございます。わらわと同じ年の子どもはみな、家にいて、ととさんとかかさんと一緒にしあわせに暮らしています。でも、わらわにはそんな（キリリとして）スイートホームもハッピーファミリーも、ナッシングエルス、なんにもないのでござります。わらわはまだ年端もゆかぬ子どもでございます。ととさんとかかさんを探しているのでござります。」

ルリアと都留女（がらにもなくやさしげに）「見つかるといいね。」

おつる「おなさけ、ありがとうござりまする。（しおらしく）わらわは旅をつづけまする。」

ルリアと都留女「おう。道中、気をつけるんだよ。」

（おつる、「南無文殊三世（みよ）の仏の母ときく　我も子なれば乳こそほしけれ」と第三十一番札所竹林寺のご詠歌を詠いながらしずしずと上手に去ってゆく）

ジョバンニ「ああ、悲しい話だなあ。おつるは、有名な阿波の人形浄瑠璃で、近松半二原作「傾城阿波鳴門（けいせいあわのなると）」第八番巡礼歌の主人公なんだよ。巡礼者の姿で阿波を出て大坂に行ったんだけど、ほんとうのははには突き返されて、ほんとうのちちに殺されるという最悪の悲劇のヒロインなんだ。とても、つらい話で、江戸時代に大ヒットしたんだよ。」

全員「そうなんだ〜。」（とつくづく感心する）

都留女「そんな話を聞くと、なえちゃうなあ。ぼくたちのほんとうの、ほんとうのははちち探しの旅も空しくなっちまう。」

（舞台奥の方で、ひそやかに）

イザナミ・イザナギ「子どもたちよ、悲観するでない。おまえたちは、何にもまちがっとらん。ほんとうの、ほんとうのははちちは、いるのじゃ。おまえたちのこころのうちに。たましいのなかに。まぶたのおくに。」

イザナミ（突然歌いだす）「〽思い出してごらん。五つのころを（中島みゆき「五才の頃」）。そうじゃ。三つ子の魂百まで、ということわざも日の本には生まれてきたぞ。」

5　マッチ売りの少女、こと、実はもっきり屋の少女コバヤシチヨジ

（マッチ売りの少女、下手から登場）

マッチ売りの少女じつはもっきり屋の少女「寒い、寒い、大みそかの雪がしんしんと降り積もる夜、わたしは、とぼとぼと寒風の中を歩いているうちに、馬車にはねられそうになって、大切な木靴を失くしてしまいました。足は凍るように冷たく、おなかもすいて、ひもじい、さびしい思いに泣きそうになっていました。

どの家の窓にも明かりがあかあかとついていて、おなかがグゥとなりそうなガチョウの丸焼きのにおいがします。そっかあ〜、今日は大みそかなんだ。でも、わたしには、帰る家はありません。わたしはみなし児、家なき児。寒さをしのいで、売れ残ったマッチを擦って少しでも両手やからだをあたためているうちに、そのマッチもなくなってしまい、とうとう死んでしまったのでした。」

全員「知ってる！　マッチ売りの少女だ！」

マッチ売りの少女じつはもっきり屋の少女「そう！　わたしはマッチ売りの少女。でも、もっきり屋の少女でもあるの。」

ジョバンニ（だけが）「知ってる！　つげ義春の名作漫画「もっきり屋の少女」の主人公コバヤシチヨジだ。」

コバヤシチヨジ「そう。おら、コバヤシチヨジ。「むげいのおどっつあは、きぐしねくてやんだ、おら。」（向かいの家のお父さんはものの道理が分からなくて私はいやだ）おらは、みじめ、です。せつない、です。コバヤシチヨジは赤い靴が欲しいです。でも、それを買うにはお金が要ります。そのために、おら、乳首をさわらせるのっさ。みんな、頑張れちよじ、頑張れちよじ、チヨジ、と応援してくれるっけど、いっつも五分も我慢することができず、お金をもらえないのっす。おら、みじめです。せつないっす。死にたいっす。」

ジョバンニ「チヨジ、ぼくはがんばれ、とは言わないよ。言えないよ。チヨジ、そこから逃げよう。ぼくたちといっしょに、ほんとうの、ほんとうのははちちを探しに行こう！」

コバヤシチヨジ「おら、みじめっす。せつないっす。死にたいっす。でも、おら、おめえについていくっす。」

少年少女探偵団全員「いっしょに行こう！」

（コバヤシチヨジを含む少年少女探偵団全員が「銀河鉄道の夜」の最後のフレーズを一緒に歌う）

〽あの空の果てまで　ぼくたちみんなで
まことのさいわいを探しにゆこう　探しにゆこう
探しにゆこう

6　デロリンマン

デロリンマン「みんな、聞いてくれ。この冥界の十字路、ハデスの広場で。おれは、デロリンマン。むかし、三四郎と名乗っていた。だが、自殺未遂をしたために、こんな顔になっちゃって。
　だからこそ、おれはデロリンマンとなって、人間を救うのだ。ボロボロのマントをひるがえし、赤フン一丁で街を歩いて、おれは神だ、魂のふるさとだ、と言って回ったが、妻のママ子にも、息子の四郎にさえも、邪険にされて追い返されて、嘲笑われた。
　けれども、おれはへこたれない。くじけない。めげない。何度踏みにじられても、踏みにじられても、また立ち上がるのだ。そして、愛と正義の世の中をつくるのだ。オロカメンや紅トカゲにバカにされ、攻撃されても、何度も何度も殺されそうになっても、おれは立ち上がる。おれはよみがえる。おれはめげない。おれはくじけない。おれはデロリンフンドシ族。」

（ギンギンのエレキが鳴り響き、赤フン一丁でデロリンマンが「フンドシ族ロック」を絶叫する）

「ふんどし族ロック」

〽おまえのフンドシ　赤フンか　空を飛んでゆけ
おれのフンドシ　青フンよ　海を越えてゆけ
いつまでたっても　おれたちは　フンフンフン族
フンドシ族

おまえのフンドシ　金フンか　ビルを抜けてゆけ
おれのフンドシ　白フンよ　巷を泳いでゆけ
自由を愛する　おれたちは　フンフンフン族　フンドシ族

気が気でねえよ　おれたちは
ジリ貧民族　少数民族　マイノリティ　フンフンフン族　フンドシ族

言わずと知れた　おれたちは　フンフンフンドシ族
言挙げしないが　おれたちは　フンフンフンドシ族

この世の悪に　立ち向かう　フンフンフン族　フンドシ族
おれたちゃ　敵に立ち向かう　パンツ・グローバリゼーション
世界にゃ　多様性が必要よ　アンチ・ファンダメンタリズム
自由を愛する　おれたちは　フンフンフン族　フンドシ族

誇りを持とうぜ　おれたちは
尻賓民族　少数民族　マイノリティ
フンフンフン族　フンドシ族
あ　フンフンフン族　フンフンフン族　フンフンフン族　フンフンフンドシ族

7　宮沢賢治

「フンドシ族ロック」の余韻に浸り、首をフリフリしながら登場してくる宮沢賢治。

宮沢賢治「そう。フンドスの君よ。わだぐすはへこたれそうになって、立ち上がるために、『春と修羅』と『注文の多い料理店』を書き上げて自費出版したのす。千部も、だなす。だども、十冊も売れなかったな、のす。稗貫農学校の生徒たちも、ちんぷんかんぷんと言ってた、のす。そこで、わだぐすは「虔十公園林」をつくったのす。」

ジョバンニ「あっ、ケンジにいちゃん！　ぼくの生みの親。ぼくの、アバターお父さん、かな？　でも、ほんとうの、ほんとうのお父さんかもしれない。」

宮沢賢治「わだぐすめは、みんなに笑われ、石を投げつけられてもぐじけない、へこたれない、めげないデロリンマンに、虔十とデクノボーとおなじたましいを感じるのす。

からだはうそをつかない。
が、こころはうそをつく。
しかし、たましいはうそをつけない。」

宮沢賢治と少年少女探偵団が交互に群読

「わたしたちは、氷砂糖をほしいくらいもたないでも、きれいにすきとおった風をたべ、桃いろのうつくしい朝の日光をのむことができます。

またわたくしは、はたけや森の中で、ひどいぼろぼろのきものが、いちばんすばらしいびろうどや羅紗や、宝石いりのきものに、かわっているのをたびたび見ました。

わたくしは、そういうきれいなたべものやきものをすきです。

これらのわたくしのおはなしは、みんな林や野はらや鉄道線路やらで、虹や月あかりからもらってきたのです。

ほんとうに、かしわばやしの青い夕方を、ひとりで通りかかったり、十一月の山の風のなかに、ふるえながら立ったりしますと、もうどうしてもこんな気がしてしかたないのです。ほんとうにもう、どうしてもこんなことがあるようでしかたないということを、わたくしはそのとおり書いたまでです。

ですから、これらのなかには、あなたのためになるところもあるでしょうし、ただそれっきりのところもあるでしょうが、わたくしには、そのみわけがよくつきません。なんのことだか、わけのわからないところもあるでしょうが、そんなところは、わたくしにもまた、わけがわからないのです。

（途中からみんなで合唱）けれども、わたくしは、これらのちいさなものがたりの幾きれかが、おしまい、あなたのすきとおったほんとうのたべものになることを、どんなにねがうかわかりません。」（『注文の多い料理店』序）

宮沢賢治「わだぐすはいのります。ねがいます。ほんとうの、ほんとうのかみさま、ほとけさまに。いのります。ねがいます。ささげます。」

ジョバンニ「すきとおったほんとうのたべものって、ほんとうの、ほんとうのははとちのことですね？　ケンジおっどう〜っ！」

宮沢賢治「農民芸術概論綱要」序

「おれたちはみな農民である　ずゐぶん忙がしく仕事もつらい
もっと明るく生き生きと生活をする道を見付けたい
われらの古い師父たちの中にはさういふ人も応々あった
近代科学の実証と求道者たちの実験とわれらの直観の一致に於て論じたい
世界がぜんたい幸福にならないうちは個人の幸福はあり得ない
自我の意識は個人から集団社会宇宙と次第に進化する
この方向は古い聖者の踏みまた教へた道ではないか
新たな時代は世界が一の意識になり生物となる方向にある
正しく強く生きるとは銀河系を自らの中に意識してこれに

応じて行くことである
われらは世界のまことの幸福を索ねよう　求道すでに道である」
ジョバンニ「われらは世界のまことの幸福を索ねよう　求道すでに道である」
全員で「新たな時代は世界が一の意識になり生物となる方向にある
正しく強く生きるとは銀河系を自らの中に意識してこれに応じて行くことである
われらは世界のまことの幸福を索ねよう　求道すでに道である」
全員で「君の名を呼べば」と「神ながらたまちはへませ」を絶唱する。

「**君の名を呼べば**」

〽ああ　ああ　ああ　ああ　ああ　ああ
君の名を呼べば　君の名を呼べば
君の名を呼べば　君の名を呼べば
打たれて　雨(アーメン)
ああ　ああ　ああ　ああ　ああ　ああ
君の名を呼べば　君の名を呼べば
君の名を呼べば　君の名を呼べば
どしゃぶり　雨(アーメン)

南無妙法蓮華経　南無妙法蓮華経　南無妙法蓮華経
南無阿弥陀仏　南無阿弥陀仏　南無阿弥陀仏
のうまくさまんだばーだらだんせんだんまかろしゃだそわたやうんたらたかんまん
おんあぼきゃべいろしゃのうまかぼだだまにはんどまじんばらはらばりたやうん
のうぼうあかしゃきゃらばやおんありきゃまりぼりそわか
オンアミリタテイセイカラウン　オンアミリタテイセイカラウン　オンアミリタテイセイカラウン（3回）
オンソラソバテイエイソワカ　オンソラソバテイエイソワカ　オンソラソバテイエイソワカ（3回）
南無神変大菩薩　南無神変大菩薩　南無神変大菩薩（3回）
南無大師遍照金剛　南無大師遍照金剛　南無大師遍

照金剛（3回）
南無日蓮大上人南無日蓮大上人南無日蓮大上人南無
日蓮大上人（3回）
オンマニペメフーム　オンマニペメフーム　オンマ
ニペメフーム　オンマニペメフーム（4回）
キリエ・エレイソン　キリエ・エレイソン　キリエ・
エレイソン　キリエ・エレイソン（4回）
アラー・アクバル　アラー・アクバル　アラー・
アクバル　アラー・アクバル（4回）
神ながらたまちはへませ　神ながらたまちはへませ
神ながらたまちはへませ　神ながらたまちはへませ
（4回）
ギャーテイ　ギャーテイ　ハラギャーテイ　ハラソ
ウギャーテイ　ボウジーソワカ　般若心経

ああ　ああ　ああ　ああ　ああ
君の名を呼べば　君の名を呼べば
君の名を呼べば　君の名を呼べば
どしゃぶり　愛（会い、合い）

「神ながらたまちはへませ」

〽神ながらたまちはへませ神ながら　神ながらたま
ちはへませ神ながら
神ながらたまちはへませ神ながら　神ながらたまち
はへませ神ながら

岩陰より滲み出して来る　水を探して　夢を探して
向こう岸に渡る　向こう岸に渡る
夢を開いて　夢よ開けと
あはれあはれ　はへ　あはれあはれ　はへ

神ながらたまちはへませ神ながら　神ながらたまち
はへませ神ながら
神ながらたまちはへませ神ながら　神ながらたまち
はへませ神ながら

なけなしの夢が壊れて　行く当てもなく流離(さすら)う
尽十方未来際(じんじっぽうみらいさい)　尽十方未来際
夢を開いて　夢よ開けと
天晴(あっぱ)れ天晴れ　はへ　天晴れ天晴れ　はへ

神ながらたまちはへませ神ながら　神ながらたまち
はへませ神ながら
神ながらたまちはへませ神ながら　神ながらたまち
はへませ神ながら

祈りの言葉は死に絶えても　朝日の中で甦り咲く
尽十方未来際（じんじっぽうみらいさい）　尽十方未来際
夢を開いて　夢よ開けと
天晴れ天晴れ　はへ　天晴れ天晴れ　はへ

神ながらたまちはへませ神ながら

宮沢賢治「尽十方未来際まで、銀河系を意識して、生き抜くのだっす。わだぐすたちの最後の祈りと願いを結集して。求め続けるのっす。」

クイア「しゃーないなあ。みんな、生真面目すぎて。もっともっと奇妙な世界を持ってるのさ。この世界は。宇宙は。いずれ、まもなく、きっと、そんな奇妙な大変動と大変身がやってくるさ。そして、ぼくたちの夢に近づいていくさ。」

イザナミ（涙に掻き暮れながら）「イザナギよ、けなげじゃ。けなげじゃのう。青人草のニンゲンは。われらの子孫は、安泰じゃ。大丈夫じゃ。」

イザナギ「そうじゃのう。大丈夫のようじゃのう。」

（と、突然、雷鳴がとどろき、稲光が点滅し、大地震と大津波と火山の大噴火と山崩れが同時に起こり、壊滅的な破壊に見舞われ、すべてがなぎ倒され、絶滅する。あとには、ニンゲンも、草木一本も、いのちのひとかけらも、残っていない（ように見える））

終幕

悪売（叫ぶように）「終わりじゃ、終わりじゃ、終わりじゃ。世の終わりじゃ。（嘆くように、つぶやく）終わったのう。ついに、終わってしまったのう。終わってしまったんじゃ。」

良夫「アクメよ、しかし、これで終わりではないぞ。次の世があるぞよ。」

流太「ヨシオよ、だがのう、次の世も同じではないかのう。果てしない、終わりないニンゲンという種族の宿業じゃよ。」

良夫「それでも、希望を託すぞ、おれは。希望を捨てたかないんじゃ。あきらめとうないんじゃ。おれたちがあきらめたら、ほんとうにおしまいじゃけん。」

悪売・流太「ヨシオよ、おまえは、ほんま、ノー天気じゃ。お天気様も呆れとるわ。ほなけんど。おまえんようなやつがひとりくらいおらんとのう。ほんま、世も末じゃけん。ヨシオよ、がんばってつかあさい。まかせたぞ。」

良夫「おう！　よかたい！」

天気予報官・天気見太郎「かくして、とうとう、ついに、アット・ラースト、ファイナルファンタジー、ジ・エンド・オブ・ライフ、みなさん、天気は死にました。みなさん、天気は死にました。みなさん、天気は死にました〜！」

「みなさん天気は死にましたⅡ」（おのごろ村の三人で朗詠）

みなさん天気は死にました
こころの準備はいいですか？
からだの準備もできてます？
たましいの準備はいかがです？

みなさん天気は死にました
でも、死んだとはいえ天気はありまする

狂天慟地の天気ではありますが
前人未到把握不能のお天気ですが

みなさん天気は死にました
どうして天気は死んだのか？

だれもほんとうの答えはわかりません
でもだれもがうすうすわかっています

みなさん天気は死にました
曇りのち晴れとか晴れのち雨とか
天気予報官も上がったり
天気に振り回されることもなく
みなさん天気は死にました

むかしむかしそのむかし
秦の始皇帝の時代に天気予報官が現われて
皇帝様に天の気を伝えました

よしよしおまえは愛（う）い奴じゃ
天気の一つも飼ってみろ
俺の意思を天に伝えて天命としろ
そこから天気への脅迫が始まりました

みなさん天気は死にました
秦の始皇帝ばかりではありません
あらゆる時代のあらゆる為政者は
天気のこころを気にはしながら天気を憎みました
思い通りにならないもの　すごろくの賽　賀茂川の水　僧兵
いや一番思い通りにならないものは　天気のこころでござ

います
みなさん天気は死にました
天気のこころをだれもがわからず
天気のこころにだれもが通ぜず
天気はしだいにくるって孤独死してしまったのでありました

みなさん天気は死にました
誰にも何処にもまんべんに
いろいろ気配り天配り
配りすぎて疲れ果て
どうするすべもないままに
みなさん天気は死にました

みなさん天気は死にました
葬儀を行う人はいませんか？
どんな葬式必要ですか？
いのりいのりいのりです

みなさん天気は死にました
みなさん天気は死にました
ナポレオンもヒトラーも豊臣秀吉も侵略できなかったもの
それが天気だったのに

どうしたことか　あろうことか
みなさん天気は死にました

悲しみに満ちた追悼メッセージ
不安にあふれた警告メッセージ
怖ろしいばかりの脅迫メッセージ
そのどれもがどうすることもできない不可能性のトーン

みなさん天気は死にました
天気予報がなつかしい
ああ天気よ天気帰って来ておくれ

みなさん天気は死にました
曇りも晴れも雨も雪も台風もない

みなさん天気は死にました
ぼくらもともに死にましょう
ぼくらもすべなく死にましょか

みなさん天気は死にました
でも　死んでも終わりではありません
死んで花実が咲くものか　と言いますが
死んで花実も咲きまする

みなさん天気は死にました
でも　死んだあとは　よみがえるだけ
あとは　野と成り　山と成る

みなさん天気は生まれます
みなさん天気は阿礼まするる
みなさん天気に生まれませ

「悲の岬 II」（天気予報官が朗読する）

深い夜の瞳の底でアンテナは疼いた。音信絶対不能の音源を逆探知したが事切れてしまった悲劇的な預言者を弔う。耳孔の奥でトマトが潰れマグネシウムの閃光が散らばった。神父は手旗信号を使って必死の面持ちで十字を切ったが誰も気にせず通り過ぎた。夜空を染める無関心と迸る涙のような流星。帰って来い。暗号解読が遅れたため避雷針が裂けて粉々に砕けた。もう一歩も先に進めない。三歩退いて倒立したまま巫女は緋袴を翻して昏睡した。懐かしさこそ誘惑の手口なのに。忘れるな。未来を覗く窓が指揮棒で激しく割られていた。空に向かって牛乳を撒き散らした。ハレルヤを叫びながら白色驟雨に撃たれ南十字星に内臓を鷲摑みされたまま遠くの遠くまで嘆きの河を渡って往く。その日始祖鳥は翔ぶ空を切なく探した。

「メコン」

メコン

棚の上の骨壺を抱いて　夕焼けの散華の海に入る
人知れず葬りの蛾　矢板の上に意気消沈した雪だるまが悶えた

この世の果てまで飛んで来たよ　誰にも見られず　何人にも咎められず
靴下を履いたまま飛び込んだ　おまえの胸に
メコンよ

防ぎようもない空と　喘ぎ見るばかりの　おまえの喉元
ぬめりと流れてゆく舌先を　衝立は途絶えた

メコンよ
何というなつかしさの奥に
蜜蜂がつつき合って　互いを刺し殺す現場を
生まれたばかりの　二日月の生卵　割れぬまま呑み込んだ
おまえの度量
いくばかり　いかばかりかと　捨て石に訊く　死後の生存

を
名ばかりの孤独に　唯名論者は躓（つまず）く
明日を信じないくせに　明日を待ち望む偽善者よ
サンクトペテルブルグまで　日傘をさして
揺籃の扉　消え果てし秀妻　海鮮問屋の蛸と消ゆ　うつば
りの夜汽車で

さあ ひらいて　おまえのまたを
ちのはてまでつづく　あめのやちまた

だが　ちまたには　季節外れの雪が　降っていた
熱帯夜のメコンの夜なのに

恐れ多くも畏くも　狂天慟地の凧上がる
だがたとえ　天地がひっくり返っても
あめつちをつなぐ母なる河として
あなたは　流れつづける
この世の果てまで
地の涯てまでも

この世の果てまで　地の涯てまでも
この世の果てまで　地の涯てまでも！

「いのちのうた」（全員で静かに合唱。次第に盛り上がっていく）
〽死にゆくもの　生まれいづるもの
ともに刻む　いのちのうた

生まれいづるもの　死にゆくもの
ともに歌う　いのちのうた

振りかえっても　届かない
仰ぎ見ても　見わたせない

思い出す　ふるさと
もとはじめの声が　ひびく

やさしさ　うつくしさ　いのりのふかさ

気づかなかったよ　大妣（おおはは）よ
あなたのいのりと　ねがい

やさしさ　うつくしさ　ねがいのふかさ
気づかなかったよ　大妣よ
あなたのいのりと　ねがい

やさしさ　うつくしさ　いのりのふかさ
やさしさ　うつくしさ　ねがいのふかさ
やさしさ　うつくしさ　いのりのふかさ
やさしさ　うつくしさ　ねがいのふかさ

いのり　ねがい　いのちの深さ
いのり　ねがい　いのちの遠さ
いのり　ねがい　いのちのうた
いのり　ねがい　いのちのうた

あとがき

　ここまで共にお付き合いいただいた読者の皆様には、深い感謝の念をささげたい。魅惑に満ちた鎌田さんと、「同行二人」の旅物語とはいえ、この上もなく「私的な過去世界への探訪旅行」へご参加いただいたからである。結果、産婆役の鎌田さんの導きで、もう靄がかかってしまっている一九八六年以前、つまり官僚となる前の自分と再会することができた。お陰で、古今東西の多くの宗教家や芸術家が自らに問うてきた三つのテーマ「どこから来て、どこに居り、どこへ行くのか」の手がかりをちょっと摑むことができた。

　本書のテーマは「〝既にある未来〟の予言」である。ここ数年の疫病の流行から戦争・暗殺を経て、既に未来が現在に、現在は過去となった。全く異なる世界、近代後社会が到来した。近代の始まりは定義にもよるが、その成立時から没落がささやかれていた。二つの世界大戦を経て近代の最先端社会アメリカの西海岸で、三つの対抗文化運動、ビートニク・ヒッピー・ニューエイジの活動が西洋近代の終焉を予告した。鎌田さんと出会ってすぐ後の一九八〇年代、私は眼前でそれを目撃し聴いた。既にある未来は、私なりに準備したものの、現実に来てみると苛酷である。未来の三要素、まず「環境」では地政学リスクである戦争、地球構造から不可避の自然災害、誤った世界像からくる環境リスク。二つ目の要素「人口」では少子高齢化による人口遷移で、社会も人生も人生第三期・生産生殖後人口中心に遷移、価値観も役割無き役割に転換し、遊びも学びも仕事も皆それぞれが自分自身で考えねばならない一億総哲学者・宗教家（？）時代となる。同時に疾病と障碍が不可避の高齢者が激増する。地方で住民が消失する。三つ目の「技術」では想像を絶する革新が社会をひっくり返しつつある。ＩＣＴ分野では二〇四五年頃に想定されていた技術特異点(シンギュラリティ)が前倒しされ、知的労働者の職が奪われつつある。ジョージ・オーウェルが描いた管理社会『一九八四』を実体化するためのインフラが張り巡らされ、デジタルツインが直接脳と結合される技術が完成し、一九九九年に描かれた映画『マトリックス』の世界が現出した。バイオテック分野では遺伝子解析・編集技術が躍進し、安価となり、家庭で素人が新しい生物を作り出し得る環境が整った。そして私の知る一部の最先端研究者は無生物から生命を作り出す準備ができたと語ってくれている。人間が神を演じる時代となったのである。

日本はこれらの苛酷な現実に「失われた三十年」の出口（本当に出られるのか？）で、出くわすことになる。しかも世界最先端の少子高齢化社会として。低成長と高齢化は未来社会建設にハンディとなるのか？　もちろん従来の近代社会の視点に立てば存在を揺るがせる。確かにこの三十年、発展途上国も含めて世界中でＧＤＰの成長のなかった唯一の国である日本は奇妙である。しかし歴史的に見ればいつか見た光景、そう、ヨーロッパの人口急増に対し、人口定常の江戸時代後半の、百年間に亘る鎖国日本である。「江戸の科学」、和算・天文学・本草学・漢方そして「思想」、さらに「芸術」は世界の最高峰のレベルにあった。これらは個々人の好奇心と財力によって、そして身分制を超えた水平なネットワークによって、蓄積されたものである。あたかも三百年後の西洋物質文明の没落を見通し、それに取って代わる準備のための神の実験場だったのではとさえ思われる。だとするとこの三十年間もまた、新たな何かを生み出すための孵化期、神の試練ではなかろうか。

日本の既にある未来を考えるには、生存技術・世界仮説・人生設計といった総合的生き方の転換、いわば「生存転換」を踏まえることが必須となる。目標も重点が「産業から暮らし」に移行する。医療の例で示したように、狩猟採集社会・農耕社会・産業社会・情報社会では、それぞれ一人一人の暮らしは激変する。これからのクリティカルな二十年間の転換を担うのは若者、Z世代に他ならない。Z世代はスマホネイティブ第一世代で人類の四人に一人をなす。江戸の蓄積された資産を掘り起こし近代の課題を解くカギを見つけ出し、高齢者、中年世代、そしてさらには子供たちも、それぞれの場でそれぞれが持つ情報・経験・資産を用いてネットワークチームとして、若者の光る資質を支援することが「失われた三十年」の出口ではなかろうか。鎌田さんのこれまでの仕事、翁童論や鬼の研究の応用に期待したい。

長谷川敏彦

長谷川敏彦（はせがわ としひこ）

大阪大学医学部医学進学課程卒業、米国で外科専門医の研修を受ける。ハーバード大学公衆衛生大学院修士課程卒業。アメリカのニューエイジ・サイエンスを日本に紹介する。1986年に旧厚生省に入省し「がん政策」「寝たきり老人ゼロ作戦」を立案。国立医療・病院管理研究所医療政策研究部長、国立保健医療科学院政策科学部長として「健康日本21」「医療計画」「医療安全」等に関与。日本医科大学医療管理学主任教授を経て、2014年に未来医療研究機構を設立。その後、過去40年間の日本の医療制度改革の歴史分析を英語で出版、日本医師会公衆衛生委員会にて健康の新定義（2018年）、健康格差の答申（2020年）に参与。

鎌田東二（かまた とうじ）

1951年、徳島県生まれ。専門は宗教学・哲学。上智大学大学院実践宗教学研究科・グリーフケア研究所特任教授等を経て、京都大学名誉教授。天理大学客員教授。京都伝統文化の森推進協議会会長。主著に『神界のフィールドワーク』『翁童論』『南方熊楠と宮沢賢治』『悲嘆とケアの神話論』ほか。神道ソングライターとして、『この星の光に魅かれて』（2001）、『なんまいだー節』（2003）、『絶体絶命』（2022）等をリリース。石笛・横笛・法螺貝などの演奏についてはCDブック『元始音霊　縄文の響き』（2001）などがある。

超少子・超高齢社会の日本が未来を開く
——医療と宗教のパラダイムシフト

2024年12月20日　第1刷発行

著者　長谷川敏彦　鎌田東二

発行人　茂木行雄

発行所　株式会社ホーム社
〒101-0051　東京都千代田区神田神保町3-29　共同ビル
電話　編集部　03-5211-2966

発売元　株式会社集英社
〒101-8050　東京都千代田区一ツ橋2-5-10
電話　販売部　03-3230-6393（書店専用）
読者係　03-3230-6080

印刷所　TOPPAN株式会社

製本所　ナショナル製本協同組合

本文組版　有限会社マーリンクレイン

Published by HOMESHA Inc. Printed in Japan
ISBN978-4-8342-5394-8　C0095